Pour recevoir notre catalogue, envoyez vos coordonnées à :
La Plage - Rue du Parc - 34200 Sète
Tél. : 04 67 53 42 25 - Fax : 04 67 53 49 05
edition@laplage.fr
www.laplage.fr

ISBN : 978-2-84221-164-6
Conception - PAO : David Cosson - dazibaocom.com
Photogravure : Atelier Six, Montpellier
Imprimé à Barcelone sur les presses de Beta

Objectif **minceur**

Indice glycémique

Olivier Degorce et
Amandine Geers
Préface de **Thierry Souccar**
Photographies de **Myriam Gauthier-Moreau**

la plage
éditeur

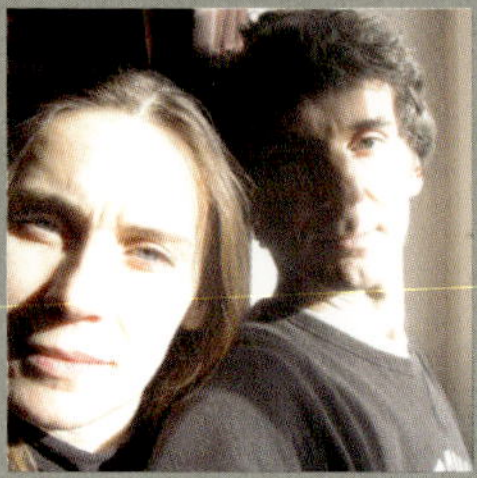

Olivier Degorce et Amandine Geers sont les créateurs de What's For Dinner (www.whats-for-dinner.info) une association active, depuis 2001, pour la promotion de la cuisine bio et la protection de notre environnement : ateliers de cuisine, chroniqueurs pour « Crash » et « Habitat naturel », concepteurs et animateurs d'une émission de radio : « Les Fans de radis », cuisiniers à domicile... Ils sont formateurs en nutrition et cuisine bio.

Préface

En 1997, 8,2% de la population française était obèse, nous en sommes rendus à 12,4% en 2006. Entre temps, il y a eu le Programme national nutrition santé qui nous conseille de manger toujours moins de graisses, toujours plus de céréales et de féculents. Cette stratégie n'est décidément pas la bonne - elle a conduit les États-Unis à l'épidémie de surpoids que l'on sait. Changeons-en ! La plupart des céréales et féculents que nous proposent pouvoirs publics et agro-business entraînent une élévation massive du sucre sanguin, qui favorise le stockage des graisses, la résistance à l'insuline, le diabète et d'autres joyeusetés dont on se passerait bien. L'indice glycémique de ces aliments est l'outil qui nous permet de choisir les aliments glucidiques les plus favorables à la gestion du poids et à la prévention des maladies. À cet égard, le livre d'Amandine Geers et Olivier Degorce vaut assurément toute la littérature publiée par le Ministère de la santé sur l'alimentation santé, car non seulement il contribue à mettre en selle cette notion mal connue du public et des médecins, mais il le fait de la manière la plus pédagogique qui soit : grâce à des recettes goûteuses, généreuses, simples ou sophistiquées selon le moment et l'humeur. Alors, on réalise que la conduite d'une alimentation à indice glycémique bas ou modéré n'est pas une contrainte supplémentaire imposée aux papilles, mais un retour bienvenu aux racines de la gastronomie, à l'exaltation des saveurs, aux produits sains et naturels. On comprend que l'indice glycémique n'est pas un régime de plus : c'est le régime alimentaire pour lequel nous sommes génétiquement faits. À cet égard, ce livre pionnier est aussi le digne héritier d'une longue tradition culinaire. Il nous relie à la sagesse empirique de ceux qui nous ont précédé.

Thierry Souccar Directeur de la rédaction
www.lanutrition.fr

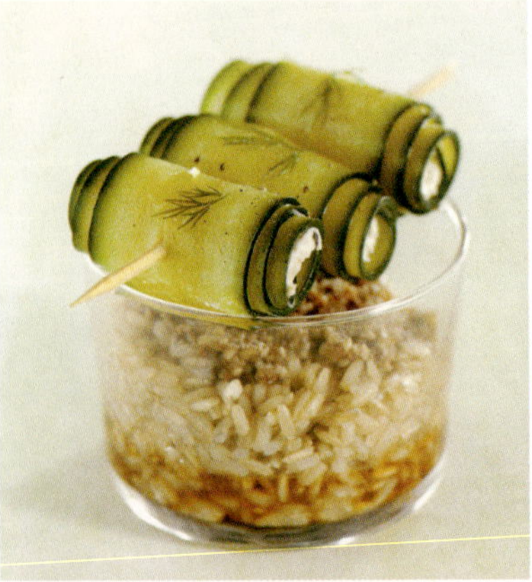
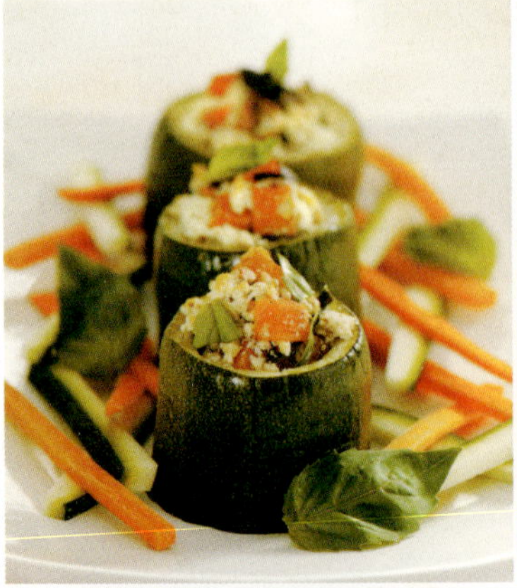
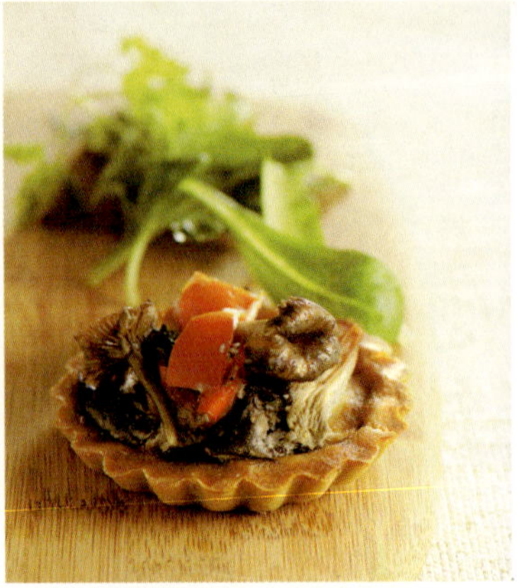
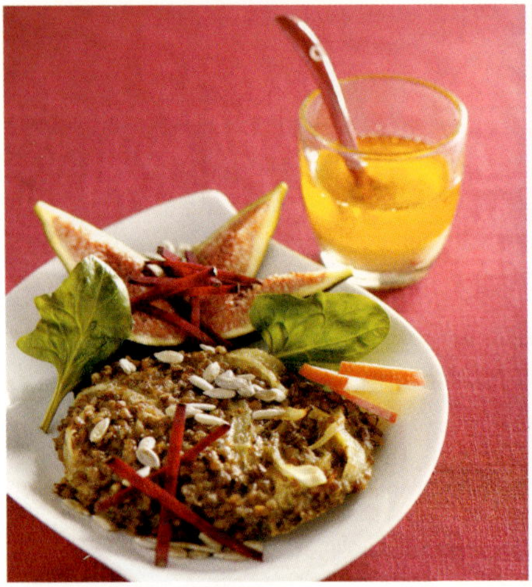
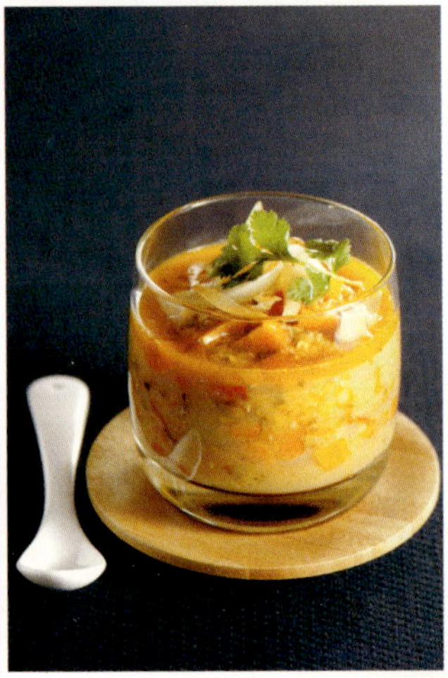
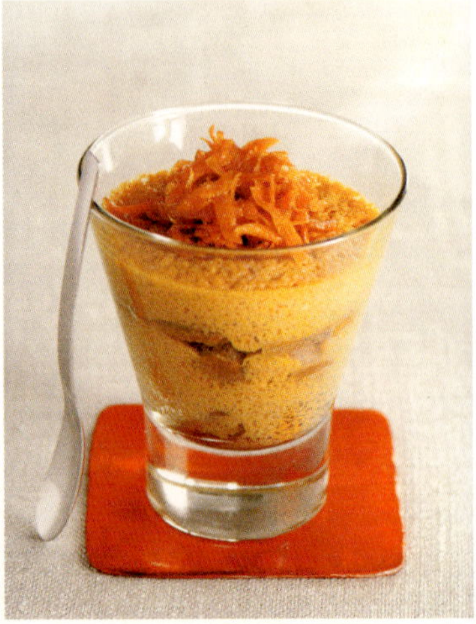
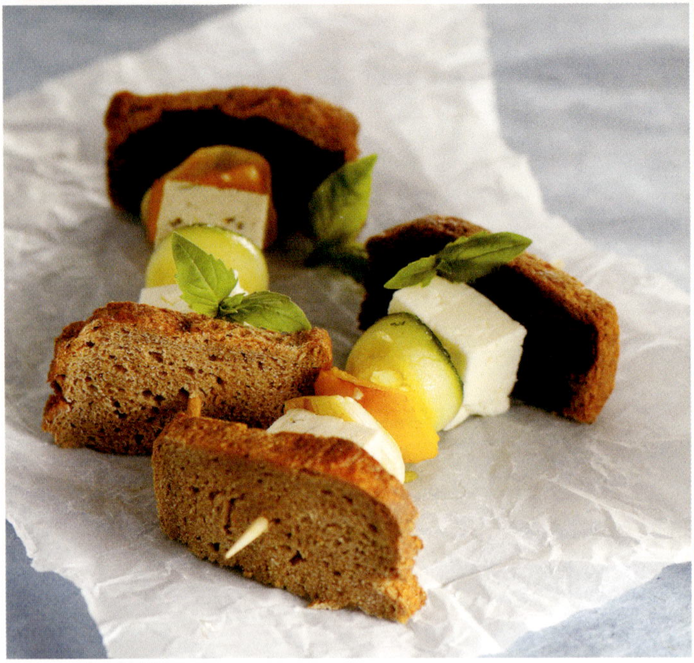
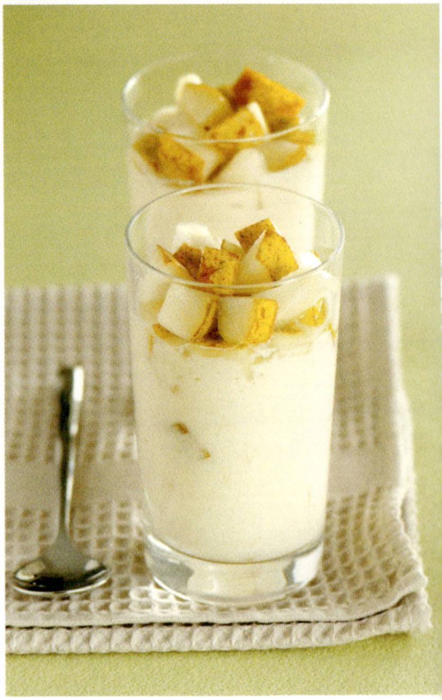

Sommaire

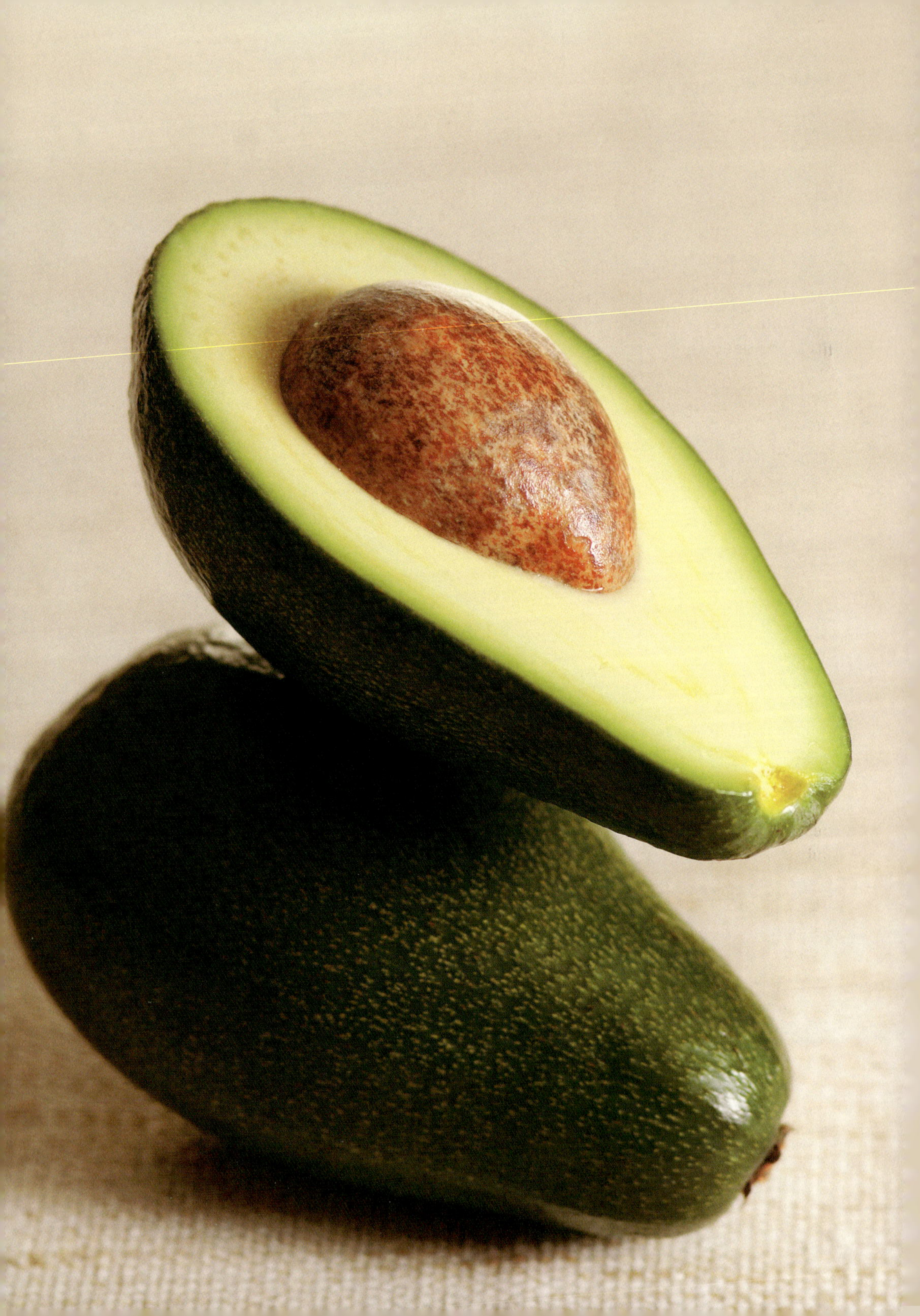

Qu'est-ce que l'indice glycémique (IG) ?

Fraises, pommes de terre, carottes, pruneaux, riz complet, baguette, lentilles, pâtisseries..., tous ces aliments contiennent des sucres (glucides) de nature différente qui n'ont pas les mêmes conséquences sur notre santé. La notion d'indice glycémique nous éclaire sur les effets des sucres sur notre organisme et bouscule la place que nous leur accordons dans notre alimentation.

Bien que cette méthode de classement ait été proposée dès 1981 par le Canadien David Jenkins [1], la France n'a toujours pas intégré ce paramètre qui semble pourtant être un outil efficace de lutte contre de nombreuses maladies, en particulier l'obésité et le diabète qui gagnent de plus en plus de terrain. L'indice glycémique (IG) **est une unité de mesure qui permet de classer les sucres en fonction de l'élévation du taux de glucose sanguin qui survient après la consommation d'un aliment** [2]. Le classement s'effectue sur une échelle de 0 à 100. Au-dessus de 70, l'aliment a un fort pouvoir glycémiant (on parle d'IG élevé), c'est-à-dire qu'il stimule une forte sécrétion d'insuline (ce qui cause le stockage du glucose excédentaire sous forme de graisses). Entre 70 et 55, les aliments ont un IG modéré et en dessous de 55, nous avons affaire à des aliments à IG bas. **Les aliments à privilégier sont ceux qui ont un IG bas voire modéré.** Plébiscité par les épidémiologistes et les cliniciens, ce mode de classement des sucres bénéficie d'avantages incontestables : il fait directement référence à l'impact physiologique des sucres après ingestion - et pas seulement au caractère biologique du produit consommé - permettant ainsi une plus grande précision de classement. D'autres paramètres sont pris en compte dans ce mode de calcul comme le pouvoir antiglycémiant des fibres contenues dans les aliments ou l'effet des pratiques industrielles (raffinage) et culinaires (cuisson) qui modifient l'indice glycémique d'un même ingrédient. La charge glycémique, quant à elle, affine la notion d'indice glycémique puisqu'elle tient compte de la quantité de sucre réellement contenue dans une portion moyenne consommée. Là où l'on comprend facilement en quoi l'indice glycémique supplante largement les notions de sucres simples et sucres complexes (ou sucres rapides et sucres lents), c'est lorsque l'on s'attarde sur les différentes formes d'un même ingrédient. Le blé, par exemple, s'il est consommé en grains entiers germés, en pain complet au levain naturel, en baguette (farine blanche) ou en pâtes (semoule de blé dur) aura un IG pouvant varier du simple au double (de 40 à 95). Ainsi, il est réducteur et erroné de classer toutes les céréales ou tous les féculents dans la même case (sucres complexes ou sucre lents) et d'en encourager la consommation sans distinction.

(1) Jenkins, D.J.A., et al., « Glycemic index of Foods : A Physiological Basis for Carbohydrates Exchange », American Journal of Clinical Nutrition, n°34, 1981, p. 363-366.

(2) Comment calcule-t-on l'indice glycémique d'un aliment ? Trente à quarante-cinq minutes après un repas, le taux de glucose sanguin passe par un pic avant de retrouver progressivement sa valeur initiale. Pour calculer un indice glycémique, on donne à des volontaires 50 g de glucose dilué dans de l'eau : ceci servira de référence (IG = 100). Le glucose sanguin est mesuré toutes les 30 minutes pendant 2 à 3 heures. Cette opération est renouvelée avec une portion de l'aliment à tester contenant 50 g de glucides. En divisant l'aire située sous la courbe glycémique de l'aliment testé par l'aire située sous la courbe de référence, on obtient l'IG. « La révolution de l'index glycémique », lanutrition.fr., Elvire Nérin 10/04/06.

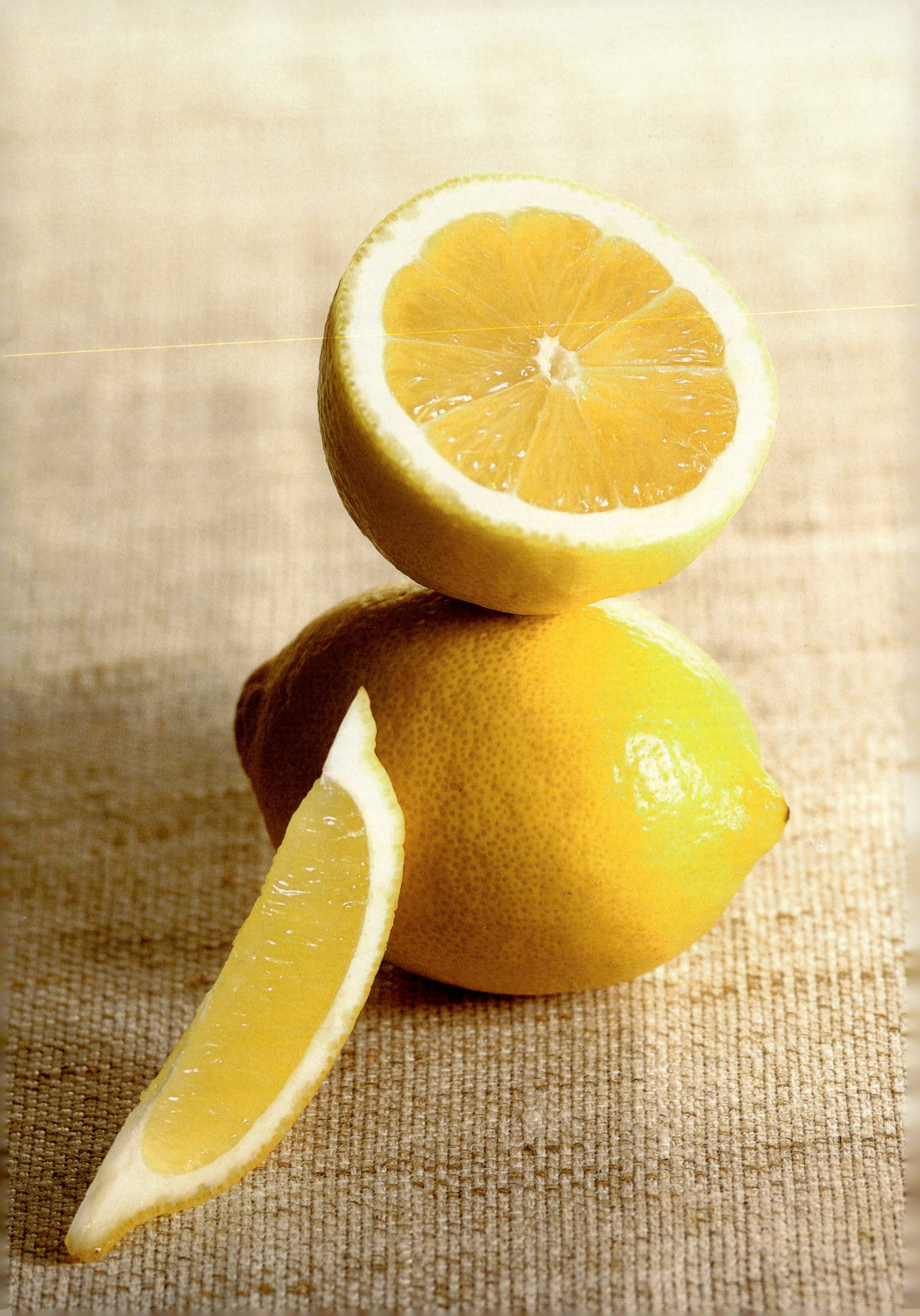

En 1999, dans « Sciences et Avenir », Thierry Souccar [3] accusait les sucres à IG élevé (céréales rapidement digérées, féculents...) d'être responsables d'une batterie de maux et non des moindres : obésité, diabète, maladies cardio-vasculaires et cancers. S'il a été boudé par les nutritionnistes officiels français, sa thèse repose néanmoins sur des études américaines d'envergure et notamment celles de l'Ecole de santé publique d'Harvard aux États-Unis [4].

Comprendre et réussir à sélectionner les aliments ou les préparations selon leur indice glycémique est à la portée de tous. Vous trouverez dans ce livre des idées de recettes et de menus à IG bas ou modéré. La liste des aliments classés selon leur IG et leur charge glycémique pourra vous servir de base pour établir vos propres menus. Mais gardons à l'esprit qu'une alimentation variée et de qualité (bio) reste un gage de bon équilibre. Il n'est pas non plus question d'adopter un « régime » restrictif mais au contraire de prendre plaisir à élaborer des recettes savoureuses en sélectionnant de bons produits. De même, s'il n'est pas question de « scientifier » notre alimentation, se tenir informé reste essentiel puisque nous sommes confrontés chaque jour à une masse d'informations et d'arguments dont on ne sait plus s'ils sont à caractère publicitaire, scientifique, purement gratuits ou délivrés sous la pression de certains lobbies.

Indice glycémique et objectif minceur

Les graisses ont longtemps été tenues pour responsables du problème d'obésité de nos sociétés contemporaines. On découvre aujourd'hui que le problème est ailleurs : « Les régimes pauvres en graisses ne seront pas la solution à l'épidémie d'obésité(...) il est vrai que certains, lorsqu'on leur prescrit un régime pauvre en graisses, vont perdre quelques kilos en quelques mois, mais la plupart les regagnent en un an » livrait le professeur Walter Willett, de l'École de santé publique de Harvard (Boston, Massachusetts). Et de surenchérir « la communauté scientifique a contribué à ce problème en faisant passer le message selon lequel seules comptent les calories venues des graisses (...) ceci a conduit à croire qu'on pouvait consommer de grandes quantités de sucre, de céréales, de féculents sans en payer le prix en terme de poid».[5]

En 20 ans, l'obésité a doublé aux États-Unis.

Chez nous, et malgré cet exemple désastreux, les recommandations en matière de nutrition ont suivi le même chemin : la consommation de céréales, de féculents et de pommes de terre continua à être mise en avant dans le cadre d'une alimentation équilibrée tandis qu'il était conseillé de

(3) Auteur de « Santé, mensonges et propagande » Thierry Souccar et Isabelle Robard, Seuil 2004.

(4) École de santé publique d'Harvard. Boston. Massachusetts. Équipe du Professeur Walter Willett.

(5) Walter Willett : «Les régimes pauvres en graisses ne sont pas la solution à l'épidémie d'obésité», lanutrition.fr, 29/03/06. Président du département de nutrition de l'école de santé publique de Harvard (Boston, Massachusetts), le professeur Walter Willett est considéré comme l'un des meilleurs, sinon le meilleur nutritionniste au monde. À ses côtés travaille en effet l'équipe d'épidémiologistes les plus prestigieux dans ce domaine. Ils suivent depuis près de 20 ans deux énormes cohortes : les 80 000 femmes de la Nurses' Health Study (« Etude des infirmières ») et les 50 000 hommes de la Health Professionals' Follow-up Study (« Etude des professionnels de santé »).

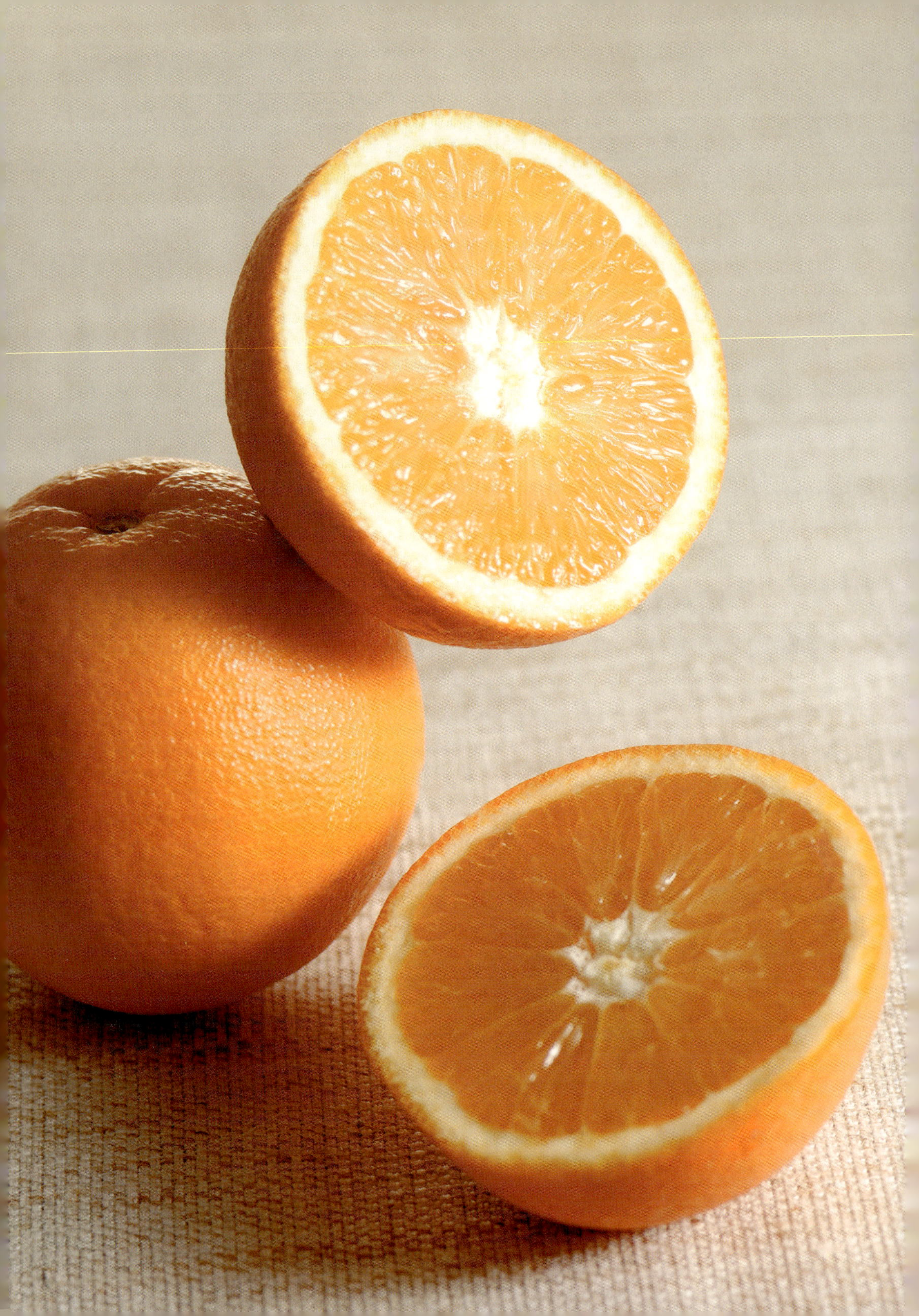

limiter notre consommation de graisses. Résultat, l'obésité qui touchait les Français de plus de 18 ans a augmenté de 12% entre 2000 et 2003. En ce qui concerne l'incidence sur le diabète, le professeur Willett est clair quant à la responsabilité des sucres contenus dans les céréales raffinées : « Nous savons depuis longtemps que les glucides très raffinés font grimper brutalement le taux de glucose dans le sang et provoquent une excrétion d'insuline. Nous avons donc formulé l'hypothèse que les personnes qui consomment trop d'aliments raffinés ont un excès chronique d'insuline qui peut épuiser le pancréas et conduire à un diabète. Nous avons montré que les femmes qui suivent un régime riche en glucides à indice glycémique élevé et pauvre en fibres ont un risque de diabète multiplié par 2,5. Chez les hommes, le risque est du même ordre. » [6]

La place hypertrophiée des céréales dans notre alimentation associée à un mode de vie sédentaire engendre des problèmes de santé de plus en plus fréquents : obésité, diabète, mais aussi maladies cardiovasculaires [7], certains cancers [8], intolérance au gluten... Loren Cordain (professeur au département des sciences de la santé et de l'exercice, université du Colorado, Fort Collins) trouve l'explication du côté de nos origines. Il souligne que « l'organisme ne sait tout simplement pas gérer un tel afflux de glucose » et nous rappelle que « l'espèce humaine est apparue il y a 7 millions d'années et que jusqu'au néolithique, il y a 10.000 ans, notre patrimoine génétique n'avait pas connu ces glucides ». Précisons que les glucides dont parle Loren Cordain sont ceux issus des céréales et non les autres sources de glucides que représentent les fruits, les légumes ou les légumes secs qui sont, eux, à privilégier.

Variations et modifications de l'IG

Composition des aliments et influences sur l'IG

(Raffinage / fibres, graisses, amylose / amylopectine, acidité...)

Les produits industriels transformés, raffinés et appauvris en fibres ont, pour la plupart, un indice glycémique élevé : la baguette, le riz blanc, la majorité des céréales du petit-déjeuner, les viennoiseries, les pâtisseries du commerce... Le degré de raffinage et de transformation des aliments est donc un facteur déterminant. Non seulement le raffinage fait disparaître l'essentiel des micronutriments contenus dans les céréales complètes, mais ce traitement industriel les prive également de leurs fibres aux facultés antiglycémiantes.

(6) idem (5).

(7) « Des données récentes indiquent qu'une charge glycémique élevée due au remplacement des graisses par des glucides rapidement absorbés (à indice glycémique élevé) peut créer un état de résistance à l'insuline qui prédit un risque cardiovasculaire plus élevé. » Liu s, Willett WC. Dietary glycemic load and atherothrombotic risk. Curr Atheroscler Rep. 2002 nov ; 4(6) :454-61. Review.

(8) Les repas à indice glycémique élevé sollicitent de grandes quantités d'insuline. Or, cette hormone se comporte comme un puissant facteur de croissance qui conduit les cellules saines à proliférer et encourage les cellules cancéreuses à se diviser. Les aliments à indice glycémique élevé favoriseraient ainsi plusieurs cancers surtout chez les sédentaires. Les preuves les plus convaincantes concernent les cancers colorectaux et ceux de la prostate et de l'endomètre. En 2004, les chercheurs de l'école de santé publique de Harvard ont publié les résultats d'une nouvelle étude sur 38 000 femmes. Celles qui consommaient le plus d'aliments à IG élevé avaient un risque de cancer colorectal multiplié par 2,85 par rapport à celles qui en consommaient le moins. D'une manière générale, celles qui mangeaient le plus de glucides (simples et complexes) avaient un risque multiplié par 2,41. « Les glucides, amis ou ennemis ?» Thierry Souccar, lanutrition.fr (10/04/06).

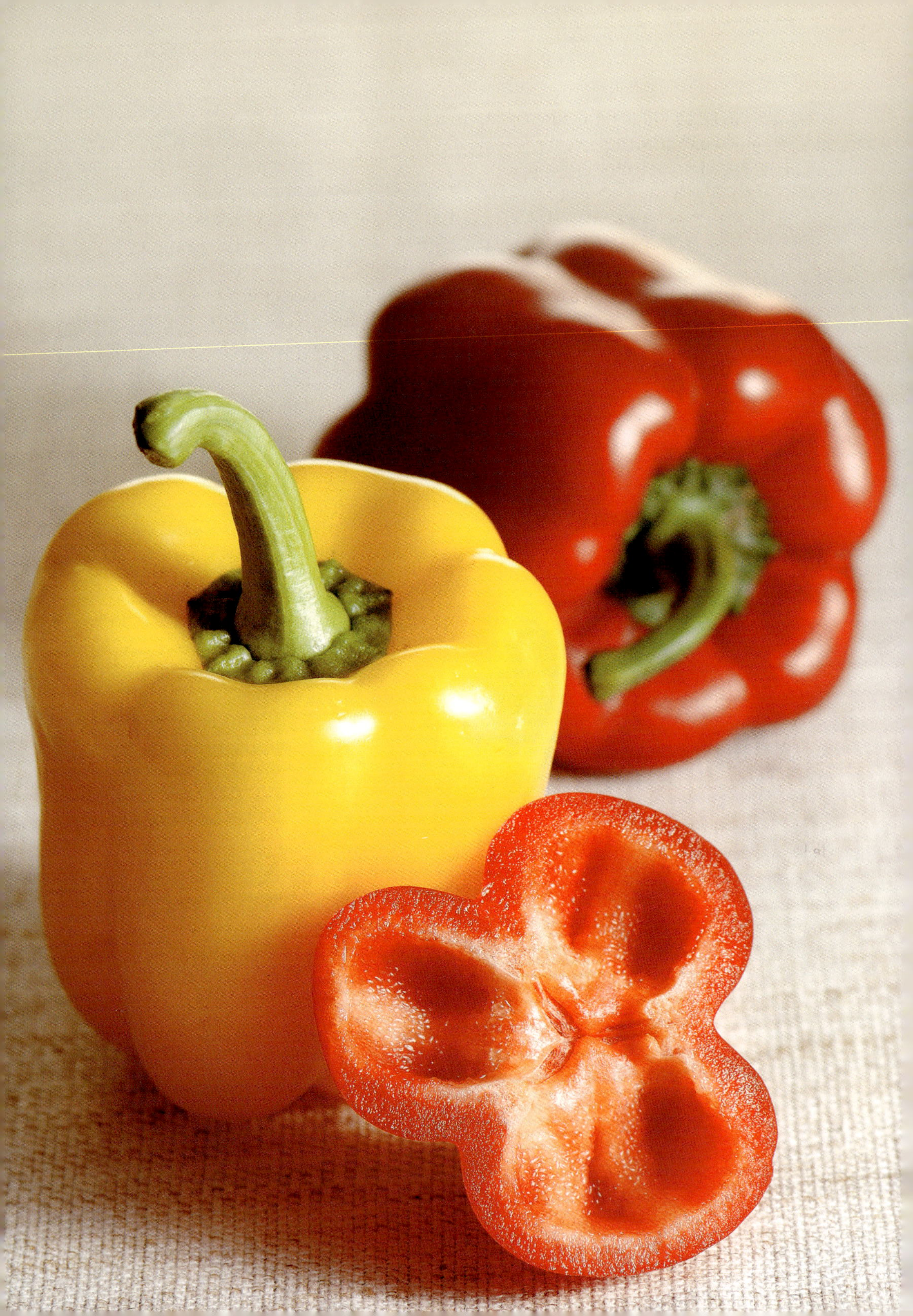

« Nous avons des études qui suggèrent que les glucides raffinés perturbent les mécanismes de contrôle de l'appétit. Après un repas riche en glucides rapides, on se sent rassasié dans un premier temps. Le sucre sanguin s'élève, mais sous l'afflux d'insuline, il descend ensuite à un niveau trop bas, et l'on a besoin de s'alimenter à nouveau» explique le professeur Willett. [9]

Point de vue appuyé par de récentes études sur le sujet : des enfants avalant des flocons d'avoine instantanés (IG élevé) au petit-déjeuner et au déjeuner consomment au repas suivant 53 % de calories en plus que des enfants nourris le matin et à midi avec des flocons d'avoine à IG bas. [10]

Les aliments riches en fibres comme les fruits et légumes, les légumes secs, les céréales complètes ou les fruits secs ont un fort pouvoir satiétogène, ils rassasient mieux. L'indice glycémique dépend également de la structure de l'amidon [11]. Plus un glucide est riche en amylose (comme les légumineuses : pois chiches, haricots, fèves, lentilles...), plus l'absorption intestinale du glucose est ralentie. Ils ne provoquent donc pas de pic glycémique. À l'inverse, la richesse en amylopectine de la pomme de terre ou du riz blanc, en fait des aliments rapidement digérés qui rassasieront moins bien. C'est la porte ouverte au grignotage.

D'autres paramètres provoquent l'abaissement de l'indice glycémique d'un repas ou d'un plat, comme le taux d'acidité de certains aliments (vinaigre, citron...).

La cuisson des aliments et leur mode de préparation

L'indice glycémique d'un même aliment varie selon son mode de cuisson. L'effet dit de « gélatinisation de l'amidon » provoqué par une cuisson prolongée des céréales ou l'éclatement de l'amidon d'une pomme de terre sous l'effet de l'eau et de la chaleur (bouillie ou cuite au four) augmente l'indice glycémique. Des pâtes, même complètes, peuvent afficher un indice glycémique très élevé en cas de cuisson prolongée (hydratation des grains de l'amidon). Il est donc préférable d'adopter une cuisson al dente pour s'assurer un indice glycémique modéré. Il en va de même pour le riz et les céréales en général.

En outre, l'action dite de « rétrogradation de l'amidon » permet de faire perdre quelques points à l'indice glycémique : il suffit pour cela de laisser les céréales refroidir au réfrigérateur quelques heures (salades de pâtes ou de riz par exemple).

La transformation industrielle augmente l'indice glycémique des produits

Nous avons déjà abordé la question du raffinage. Il faut aussi se méfier du floconage, du soufflage (galettes soufflées..) et de la pré-cuisson (riz à cuisson rapide, certaines semoules...) qui augmentent l'indice glycémique. Également, plus les céréales sont moulues finement comme

(9) idem (5).

(10) Étude parue dans le Journal pédiatrics et menée par une équipe de l'Université de l'Utah (Salt Lake City) mars 2003. « Les glucides, amis ou ennemis ?» Thierry Souccar, lanutrition.fr (10/04/06).

(11) L'amidon est constitué de deux polymères que l'on trouve en proportion variable d'un aliment à l'autre : l'amylose et l'amylopectine. L'amylose du fait de sa conformation ne se laisse pas facilement démanteler par les enzymes digestives, à l'inverse de l'amylopectine qui elle, est rapidement digérée.
«Qu'est ce qui détermine l'IG d'un aliment», lanutrition.fr., Elvire Nérin 10/04/06.

la polenta (semoule très fine de maïs), les fécules, les semoules fines, plus l'indice glycémique en sera augmenté.

Levain ou levure

Les pains à la levure ont une mie très aérée et souvent la pâte a été confectionnée à partir de farine finement moulue. Ces deux paramètres augmentent l'indice glycémique. Ainsi un pain complet à la levure peut avoir un indice glycémique proche de la baguette blanche. L'idéal est donc de choisir un pain bio complet au levain naturel avec une mie la plus serrée possible. La fermentation au levain apporte une légère acidité qui contribue d'autant plus à faire baisser l'IG.

Les pommes de terre n'ont pas « la frite »

Cuite au four, l'IG de la pomme de terre augmente de manière brutale (IG 95). En purée instantanée (IG 83), en frites (IG 82), bouillie sans la peau (IG 78) ou rissolée (IG 75), rien n'arrange le sort de la pomme de terre. Même bouillie ou cuite à la vapeur avec la peau (IG 65), même si c'est son moins mauvais score, l'indice glycémique de la malheureuse reste élevé. [12]
On comprend que les modes de cuisson et de transformation ont un impact non négligeable sur la structure des aliments et leur répercussion sur notre organisme. On retiendra que les cuissons douces (vapeur, étouffée...), mais également brèves sont les plus intéressantes sur le plan de la santé.

La charge glycémique

La charge glycémique complète la notion d'indice glycémique et renseigne plus précisément encore sur l'effet biochimique d'un aliment sur notre organisme. Le petit calcul permettant de déterminer la charge glycémique d'un aliment consiste à multiplier l'indice glycémique de celui-ci par la quantité de glucides qu'il contient. Deux aliments peuvent afficher un même IG et ne pas avoir la même charge glycémique. C'est le cas de la pastèque et de la gaufre aux IG élevés (respectivement 72 et 76), mais qui se distinguent considérablement quant à leur charge glycémique. Une portion de pastèque contient environ 6 g de glucides : sa charge glycémique reste faible = 4. La gaufre contient environ 33 g de glucides : sa charge glycémique est de 25, soit presque 6 fois plus [13] et « Aliments et charge glycémique » p70.
C'est pourquoi, se fier uniquement à l'IG n'est pas suffisant dans certains cas. On notera donc que certains fruits et légumes, bien que placés parmi les aliments à IG élevé, ont une charge glycémique faible au regard de leur basse concentration en glucides (pastèque, melon, potiron, betterave...). On peut donc les consommer en quantités raisonnables, même dans le cadre d'une alimentation à IG bas. Soulignons que ce type d'exception n'existe pas pour les céréales et les féculents à IG élevé qui, eux, gardent une charge glycémique de même rapport.

(12) La pomme de terre possède un indice glycémique élevé, c'est à dire qu'elle entraîne une élévation rapide et importante du taux de sucre sanguin. Ce qui, au fils du temps peut causer des dommages aux cellules du pancréas chargées de sécréter de l'insuline, l'hormone qui régit le métabolisme sanguin du sucre. Ces dommages pancréatiques marquent en général le début d'un diabète et pourraient également être à l'origine de certains surpoids et de l'obésité. C'est ce que rappelle le Dr Henri Joseph dans son interview sur l'alimentation antillaise. Priscille Tremblais, Le journal de la Santé, LJS.com, 24/02/06

Thomas L Halton :"Potato and french fry consumption and risk of type 2 diabetes in women" American Journal of Clinical Nutrition, Vol. 83, No. 2, 284-290, February 2006.

Avantages d'une alimentation bio à IG bas

L'indice et la charge glycémique sont des indicateurs fiables pour quiconque souhaite prendre en main son alimentation dans le cadre d'un programme santé. Mais si la faculté amaigrissante (ou de maintien d'un poids stable) de tels choix alimentaires est vérifiée, utiliser ces notions dans le cadre d'un régime ponctuel n'a pas vraiment de sens. L'idéal serait plutôt d'adopter une meilleure alimentation au quotidien pour toute la famille et de l'associer à une meilleure hygiène de vie globale (exercice physique, respiration...).

D'ailleurs, les récentes études ne viennent que confirmer ce que certains auteurs préconisent depuis longtemps. Des naturopathes précurseurs et les défenseurs d'une alimentation mettant en avant les produits biologiques avaient déjà lucidement écarté certains produits trop transformés, encouragé la consommation de fruits, légumes, oléagineux ou mis en avant les modes de cuisson comme la vapeur et l'étouffée... Aujourd'hui preuve est faite que non seulement les fruits et légumes nous apportent vitamines, minéraux et antioxydants mais ils sont aussi une source de bons glucides.

Puissent tous ces conseils de bons sens, étayés aujourd'hui de preuves scientifiques solides, être mis à portée du plus grand nombre. La cuisine est un plaisir à partager qui stimule les échanges, nos sens et notre créativité. C'est dans les produits simples, non transformés et les préparations modestes que l'on trouve parfois les mélanges de saveurs les plus subtils. Recherchons une forme de sérénité dans notre alimentation en écartant toute notion de régime et de privation. C'est ainsi que, durablement, nous pouvons satisfaire ce besoin primaire de nous nourrir sans culpabilité, ni crainte.

En mettant en valeur au fil des saisons les produits de la filière biologique, nous exprimons notre gratitude aux producteurs qui nous offrent des produits de qualité depuis toujours, embellissent nos paysages, enrichissent nos sols... Cette dimension aussi est source de satisfaction.

(13) IG de la pastèque (72%=0,72) X quantité de glucides contenue dans une portion courante de pastèque (80 g) : 0,72 X 6 g = 4,32 IG de la gauffre

(76% = 0,76) X quantité de glucides contenue dans une portion courante (100 g) : 0,76 X 33 = 25,08

Charge glycémique élevée : supérieure à 20

Charge glycémique modérée : entre 10 et 20

Charge glycémique basse : inférieure à 10

Recevoir

Cet apéritif donne l'occasion d'utiliser la patate douce qui, contrairement à notre patate (de terre), a un IG bas. La crème de noisettes apporte un velouté supplémentaire à ce « beurre » qui sera recueilli dans les chapeaux de champignons crus. Pour une touche japonaise, on pourra compléter cet apéritif de rondelles de radis blanc (daïkon) tartinées de tartare d'algues.

Cocktail pomme-gingembre

5 cocktails

- 250 g de gingembre frais
- 1,5 litre d'eau
- 1 litre de jus de pommes

Éplucher le gingembre soigneusement et le râper entièrement. Le mettre dans une casserole avec l'eau et laisser mijoter pendant une petite demi-heure. Passer ensuite le jus de gingembre et le laisser refroidir. Ce jus pourra servir de base pour d'autres cocktails. Dans des verres, verser 1/4 de jus de gingembre et 3/4 de jus de pomme bien frais. Décorer d'une rondelle de pomme.

Champignons farcis au beurre de patate douce

5 personnes environ

- 15 champignons de Paris + 2
- 100 g de patate douce
- 30 g environ d'oignon jaune
- 1 c. à café de purée de noisettes
- quelques grains d'anis

Nettoyer les champignons, détacher les chapeaux et les essuyer. Réserver les queues pour une autre préparation. Éplucher la patate douce et la cuire à la vapeur ou à l'étouffée. Détailler l'oignon en petits dés et le faire blondir dans l'huile d'olive avec l'anis. Mixer finement la patate douce et l'oignon et ajouter la purée de noisettes. Couper deux champignons en lamelles. Disposer une cuillerée de beurre de patates douces dans les 15 chapeaux restants. Décorer d'une lamelle de champignon.

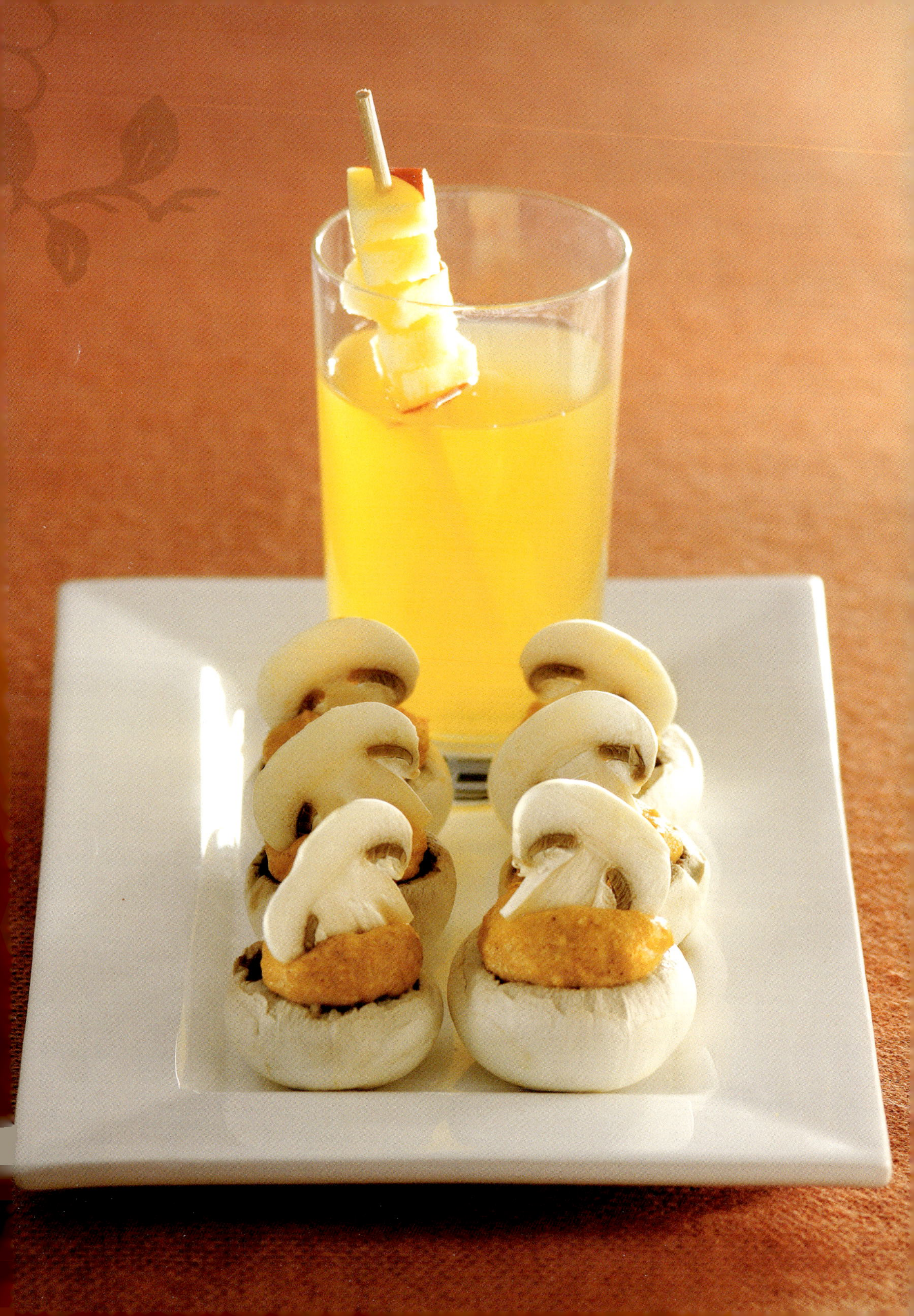

Déjeuner d'été à emporter

Combinaison classique de protéines végétales : riz + tofu. L'IG du tofu est bas et sa charge glycémique est quasi nulle. Quant au riz, il est important de le choisir complet et de veiller à ne pas prolonger sa cuisson. Le sirop d'agave utilisé pour la sauce a un faible IG de 11 car il est riche en fructose.

Roulade de courgettes marinées à l'aneth et tofu aux herbes

4 personnes

- 1 courgette de taille moyenne
- 2 c. à soupe huile d'olive
- 2 gousses d'ail écrasées
- 1 c. à soupe d'aneth ciselé
- 1 carré de tofu aux herbes de 125 g

À l'aide d'une pelle à fromage ou d'une mandoline, tailler la courgette, lavée, essuyée et non épluchée, en fins bandeaux. Mettre ces lamelles à mariner dans une assiette creuse avec l'huile d'olive, l'ail, l'aneth, une pincée de sel et deux tours de moulin à poivre. Réserver au frais pendant 15 minutes. Pendant ce temps, trancher le tofu en fines lamelles. Préparation des rouleaux : prendre un bandeau de courgette, placer une lamelle de tofu dessus et rouler délicatement l'ensemble. Piquer le rouleau sur une brochette en bois. Faire ainsi 4 brochettes de manière à avoir 2 ou 3 rouleaux par brochette. Réserver au frais.

Riz complet sauce sucrée-salée

4 personnes

- 200 g de riz long complet
- 2 c. à soupe de gomasio
- 2 c. à soupe de sauce soja (shoyu)
- 4 c. à soupe de sirop d'agave

Lancer la cuisson du riz dans 2 fois son volume d'eau salée. Maintenir la cuisson à petits bouillons à mi-couvert. Une fois que toute l'eau aura été absorbée, vérifier la cuisson du riz qui restera légèrement ferme sous la dent. Mélanger au gomasio, couvrir et laisser refroidir. Préparer la sauce en mélangeant le shoyu et le sirop d'agave. Napper le riz au moment de le servir. Complétez ce menu avec des rouleaux de printemps garnis de légumes crus.

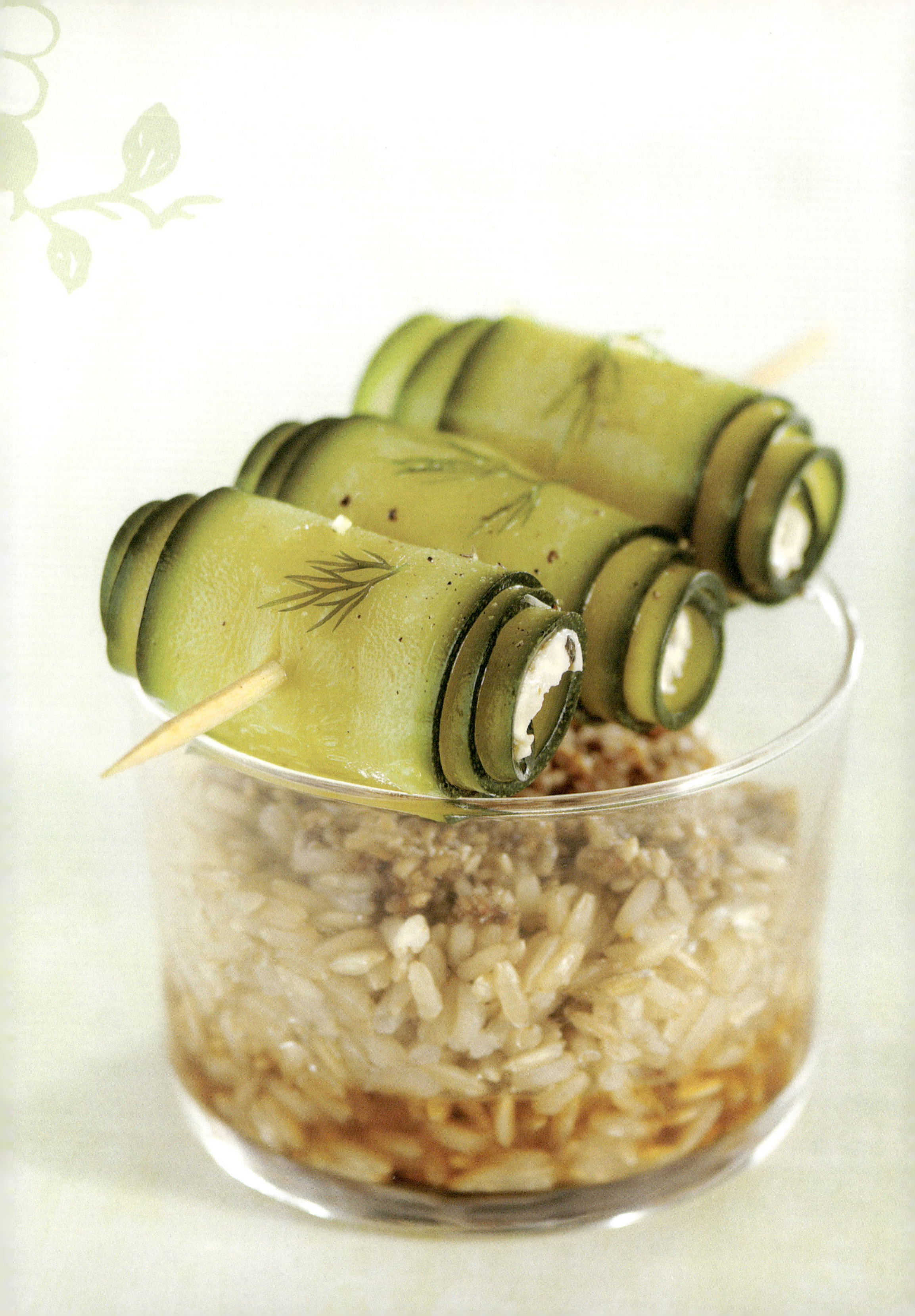

Déjeuner d'automne à emporter

La châtaigne est un fruit oléagineux d'automne au profil nutritionnel très intéressant. Elle est riche en glucides mais son IG est bas. Elle est particulièrement bien pourvue en vitamine C et en potassium. Le goût fumé de la châtaigne se marie à merveille avec cette salade aux couleurs automnales simplement relevée du piquant de quelques graines de fenugrec germé.
Sans gluten.

Salade de châtaignes au fenugrec

6 personnes

- 1 petite carotte
- 100 g de chou blanc
- 1/2 pomme douce
- un petit oignon coupé
- salade mélangée (feuilles de chêne rouge, feuilles de moutarde, mesclun)
- quelques cerneaux de noix
- 200 g de châtaignes cuites écrasées
- 200 g de mimolette vieille en copeaux
- 3 c. à soupe de fenugrec germé

Assaisonnement :

- 1 c. à thé de moutarde au citron
- 1 c. à soupe de vinaigre de cidre
- 1 c. à café d'huile d'olive
- 1 c. à soupe d'huile de colza

Préparation des légumes : râper la carotte et la pomme. Émincer le chou blanc et l'oignon. Laver la salade et l'effilocher à la main. Préparer l'assaisonnement : mélanger les ingrédients et fluidifier la sauce avec quelques cuillerées d'eau. Mélanger joliment tous les ingrédients dans un grand saladier et assaisonner au moment de servir.

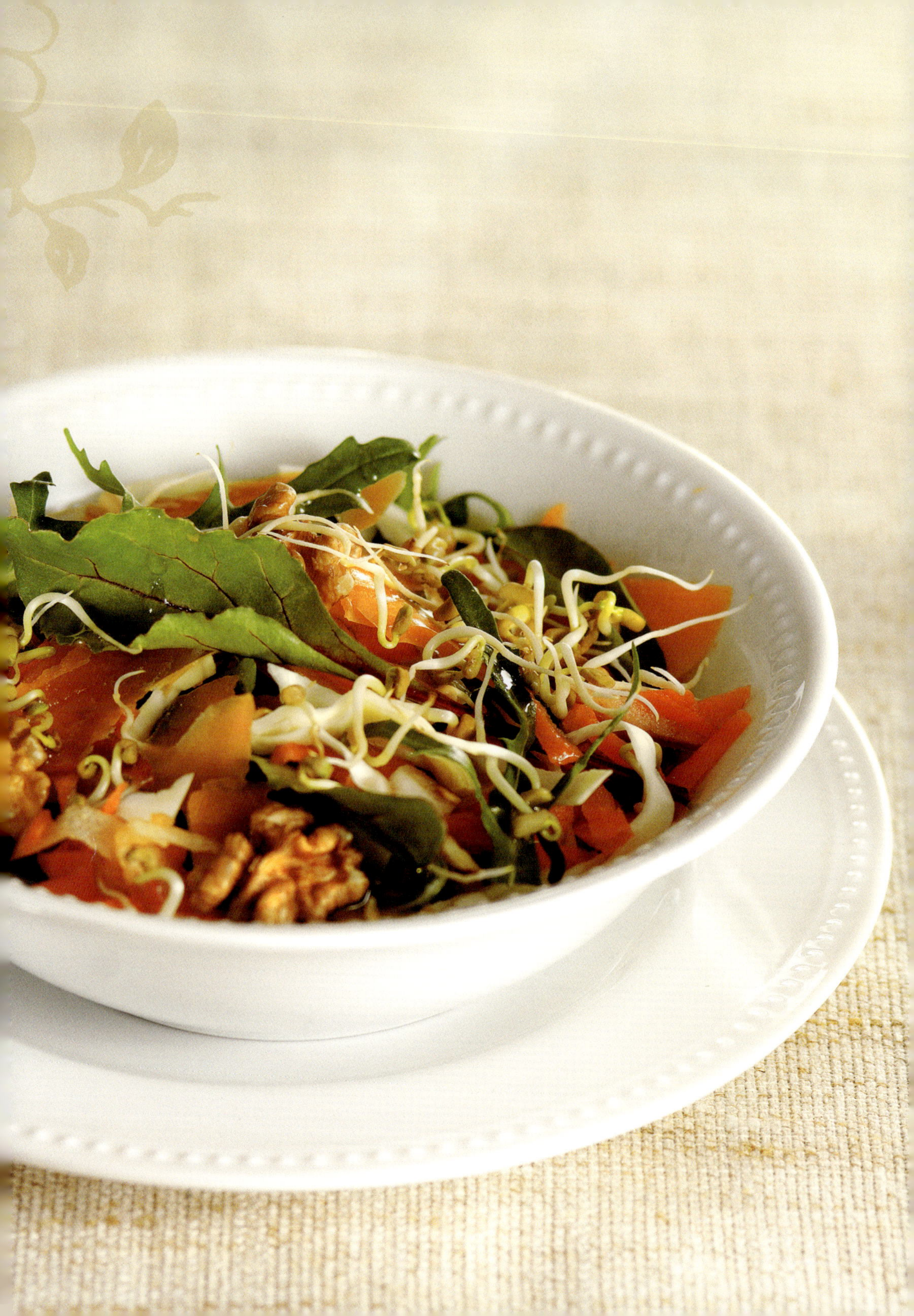

Sandwich à IG bas

Voici le sandwich classique revisité façon brochette. Une originalité qui permet de manger plus de légumes que dans un sandwich classique où le pain domine. Les pains à la mie serrée ont un IG plus bas que les pains à la mie aérée. Les choisir au levain naturel et au minimum demi-complets pour ne pas faire d'erreur.

Sandwich de légumes d'été en brochette

4 personnes

- 1 courgette de taille moyenne
- 7 gousses d'ail huile d'olive
- 1/2 bouquet de basilic
- 1/2 poivron jaune
- 4 jeunes oignons
- 70 g de feta
- 1/2 pavé de tofu nature ou aux herbes
- 1 petit bocal de tapenade
- 4 tranches de pain complet à la mie serrée
- 4 brochettes en bois de 30 cm ou 8 brochettes de 15 cm

Laver soigneusement la courgette et à l'aide d'une cuillère pomme parisienne, évider 8 boules de courgettes. Les placer dans une terrine avec 2 c. à soupe d'huile d'olive, 1 ou 2 pincées de sel, 4 feuilles de basilic hachées et une gousse d'ail pressée. Bien mélanger et réserver au frais. Éplucher 5 gousses d'ail et en ciseler une seule. Préparer le poivron jaune en enlevant les parties blanches. Le couper en lanières de 2 cm. Laver les oignons et les couper en deux. Placer gousses d'ail, poivron et oignons dans une poêle avec 1 c. à café d'huile d'olive et l'ail ciselé. Laisser confire à feu doux durant 15 minutes en retournant à mi-cuisson. Découper la feta et le tofu en cubes assez gros pour qu'ils ne soient pas trop fragiles. Faire griller le pain et le frotter ensuite avec la gousse d'ail restante et tartiner de tapenade. Couper le poivron jaune refroidi en carrés. Enfiler enfin tous ces légumes sur les brochettes en commençant et en terminant par du pain et en ajoutant une feuille de basilic.

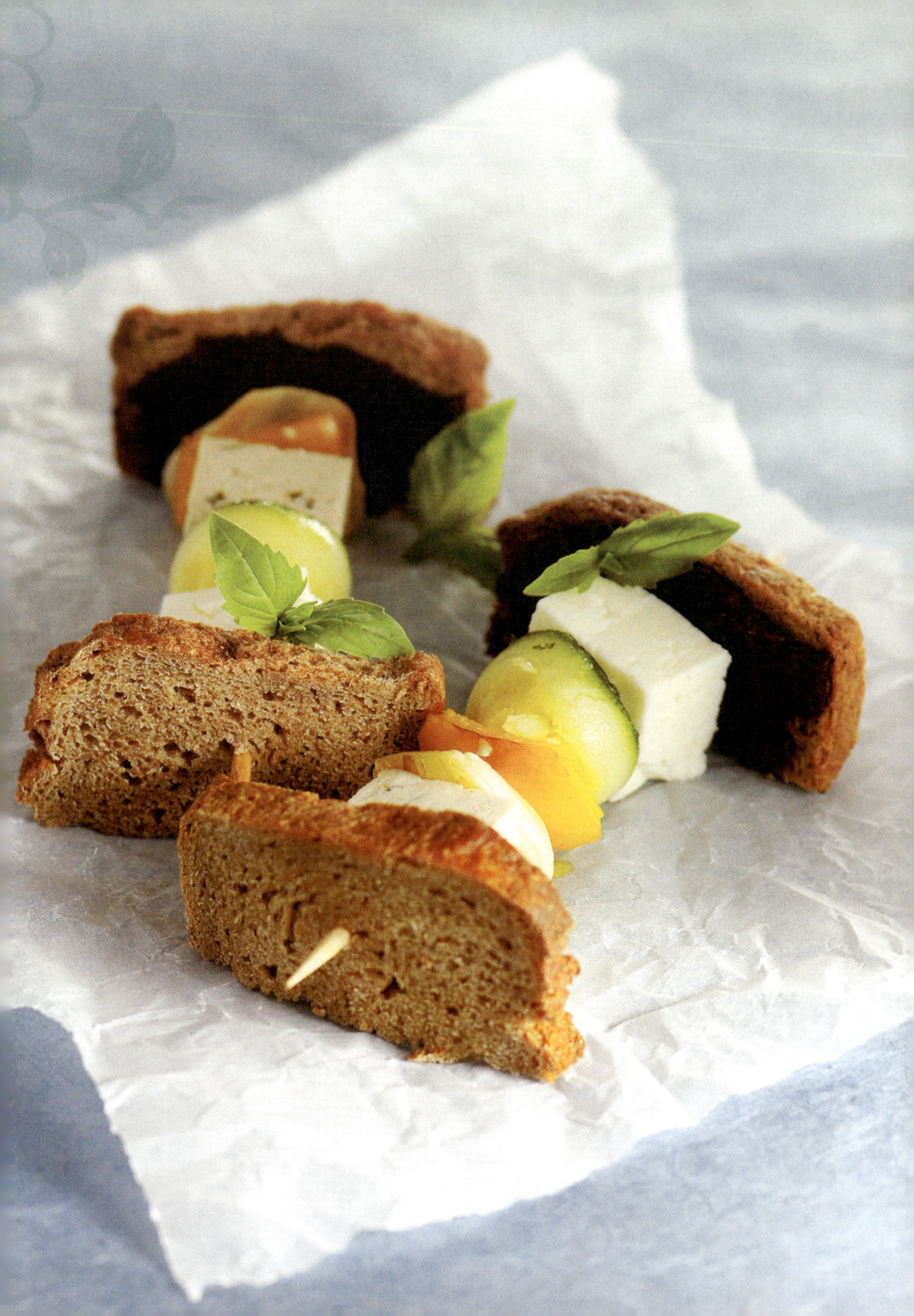

Pique-nique d'été

Quand les pâtes ont refroidi quelques heures au réfrigérateur, on constate une légère chute de l'IG par l'effet de rétrogradation de l'amidon. Pour qu'elles ne grimpent pas sur l'échelle de la glycémie, elles doivent être cuites *al dente*. Les cuire trop longtemps ou les laisser gonfler dans leur eau de cuisson augmenterait inutilement leur IG. La présence d'acidité (câpres et vinaigre) contribue également à faire perdre quelques points à l'IG.

Salade de pâtes et tortilla verte au pistou

4 personnes

- 150 g de pâtes torsade tricolores au blé dur
- 6 œufs
- 1 c. à café de pistou
- 2 gousses d'ail
- 6 tomates séchées
- 1/2 poivron vert 1/2 poivron rouge
- 150 g de feta
- 1/2 bouquet de persil
- quelques feuilles de basilic
- 1 c. à soupe de câpres

Assaisonnement :
- 1 c. à café de moutarde à l'ancienne
- 1 c. à soupe d'huile d'olive
- 1 c. à soupe d'huile de colza
- 1 c. à soupe de vinaigre de cidre
- 1 c. à café de sauce soja (shoyu)

Cuire les pâtes *al dente* et les laisser refroidir. Préparer une omelette en mélangeant les œufs, le pistou, une gousse d'ail émincée et une pincée de sel. Une fois cuite, la laisser refroidir puis la couper en lamelles. Couper les tomates séchées en petits morceaux. Laver et détailler les poivrons. Laver les herbes. Ciseler finement le persil et conserver les feuilles de basilic entières. Rassembler tous les ingrédients dans un saladier. Réaliser l'assaisonnement en émulsifiant tous les ingrédients et l'ajouter à la salade. Déguster bien frais. Accompagner d'un raïta riche en légumes : 1/4 de chou blanc et 1/2 concombre mélangés à 2 yaourts de soja et assaisonnés de gingembre frais râpé et d'une pincée de cumin.

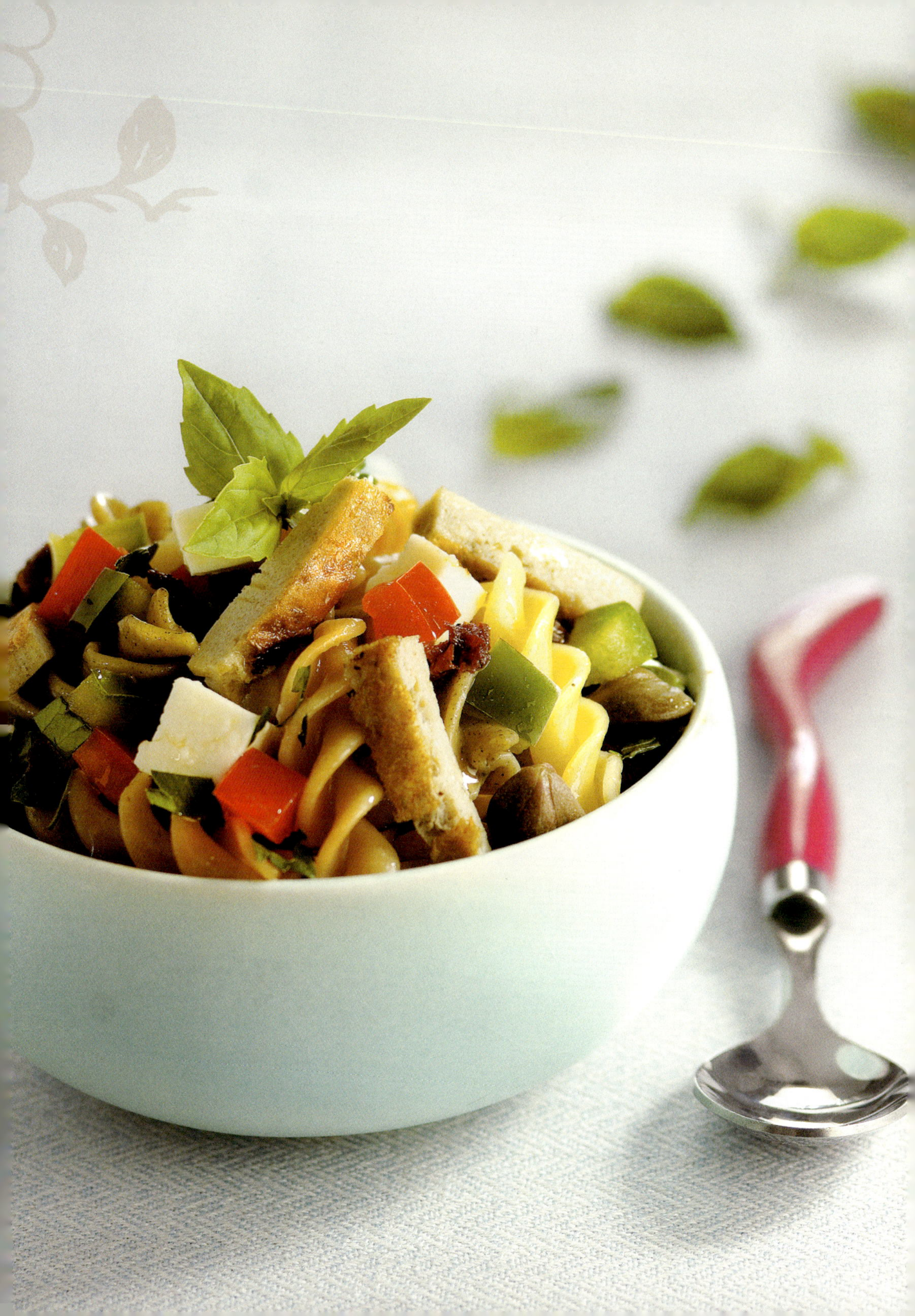

Pique-nique d'automne

Ce menu aux consonances slaves et orientales nous invite à utiliser le sarrasin sous forme de kasha (sarrasin grillé) qui se distingue par sa saveur fumée. L'IG du sarrasin est bas. Améliorer encore ce pique-nique avec un houmos (purée de pois chiche et de sésame) dont l'IG est particulièrement bas (6). Sans gluten.

Galettes de sarrasin à la marjolaine

4 personnes

- 150 g de kasha
- 2 gros oignons
- 1 c. à soupe d'huile d'olive
- 3 œufs
- 4 beaux brins de marjolaine

Faire cuire la kasha dans 2 fois son volume d'eau bouillante salée. Baisser le feu après ébullition. Une fois l'eau absorbée, couper le feu et couvrir jusqu'à utilisation. Éplucher les oignons et les couper en demi-lune. Les faire légèrement blondir dans l'huile d'olive. Mélanger ensuite tous les ingrédients : kasha, oignons, œufs, marjolaine. Saler et poivrer. Laisser reposer au moins 10 minutes. Verser une petite louche de la préparation dans une poêle anti-adhésive avec un peu d'huile d'olive. Former ainsi 4 galettes. Cuire environ 5 minutes de chaque côté. Ces galettes se dégusteront froides ou chaudes.

---

et leur Salade de jeune betterave, arroche et figues fraîches

4 personnes

- 2 jeunes betteraves crues
- 2 belles poignées de petites feuilles d'arroche rouge et verte (à défaut des épinards)
- 1/2 pomme douce
- 4 c. à café de graines de tournesol
- 4 figues fraîches bien mûres

Dans le plat, déposer les feuilles d'arroche et la betterave coupée en julienne mélangée. Ajouter la pomme râpée, les figues et parsemer de graines de tournesol. Assaisonner au moment de servir d'un mélange d'huile de colza et de jus de citron.

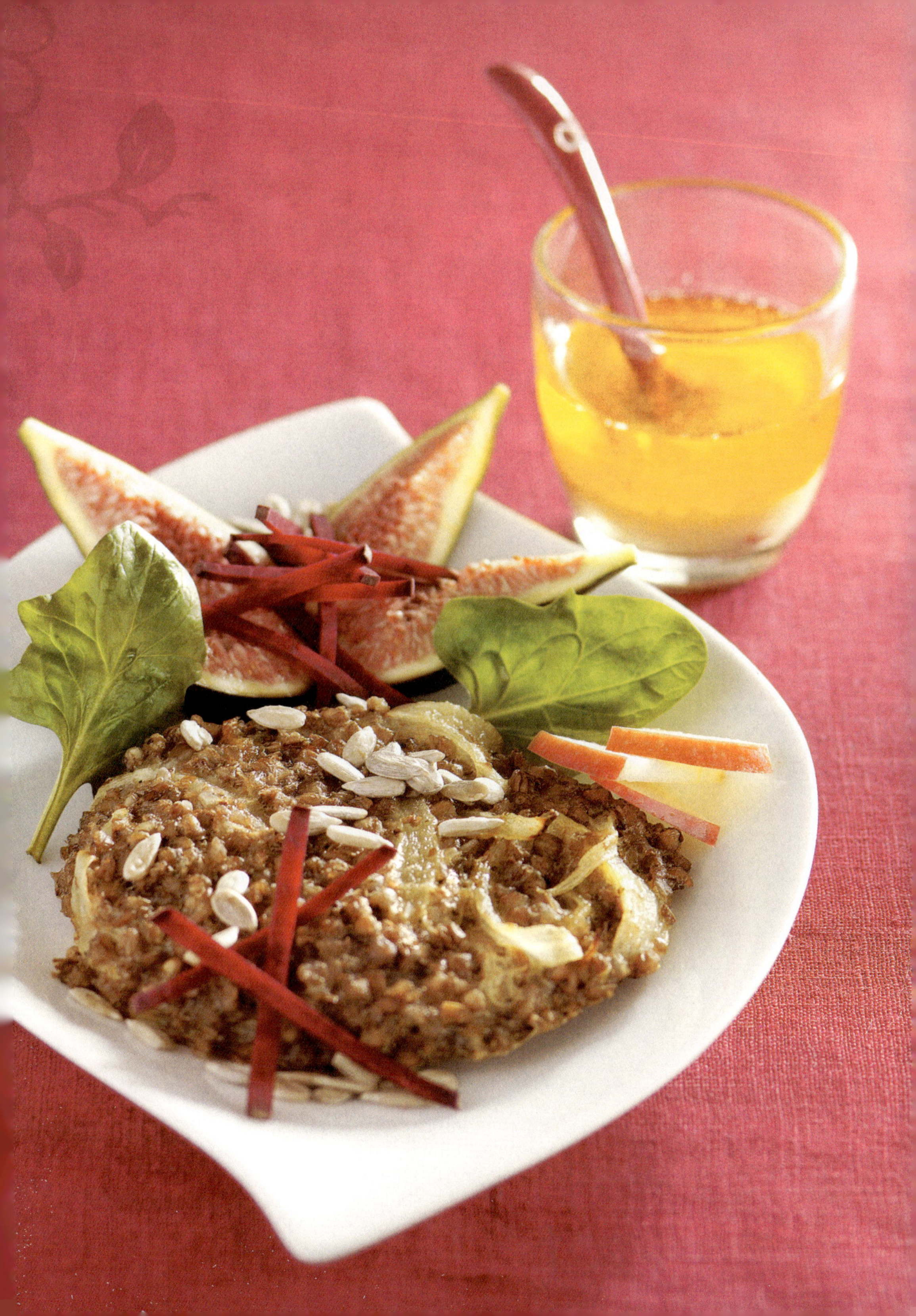

Assiette composée du printemps

Une assiette illuminée par les premiers rayons de soleil de l'année. Les petits pois sont riches en pectine qui agit comme un coupe faim. Leur IG de 47, bien plus élevé que les autres légumes, reste cependant bas. De plus, ils sont mieux digérés que les petits pois tardifs. Sans gluten.

Terrine de petits pois à l'estragon

4 personnes

- 500 g de petits pois très frais
- 3 petits oignons nouveaux
- 2 c. à soupe d'huile d'olive
- 2 branches d'estragon
- 2 c. à soupe de crème soja
- 2 c. à soupe d'huile d'olive
- 3 œufs

pour graisser les ramequins : margarine végétale non hydrogénée

Écosser les petits pois et les faire cuire à la vapeur une dizaine de minutes à peine. En réserver 2 cuillerées à soupe pour la décoration. Détailler les bulbes d'oignons en petits dés. Mixer les petits pois en une purée fine en ajoutant la crème soja puis l'huile d'olive par touche pour une consistance épaisse. Ajouter l'estragon et les œufs battus. Saler et poivrer. Graisser des ramequins individuels avec une noix de margarine végétale. Les remplir et cuire au bain-marie, au four, thermostat 6, pendant 35 minutes. Laisser refroidir avant de démouler.

---

et son Carpaccio de légumes primeurs

4 personnes

- 2 jeunes navets, 1 jeune courgette, 1 botte de radis roses, fleur de sel, poivre au moulin, huile d'olive, cerfeuil

Laver soigneusement les légumes sans les éplucher. À l'aide d'une mandoline, les tailler en très fines rondelles. Conserver quelques radis roses entiers. Disposer joliment, saler à la fleur de sel, donner un tour de moulin à poivre. Arroser d'huile d'olive et parsemer de cerfeuil.

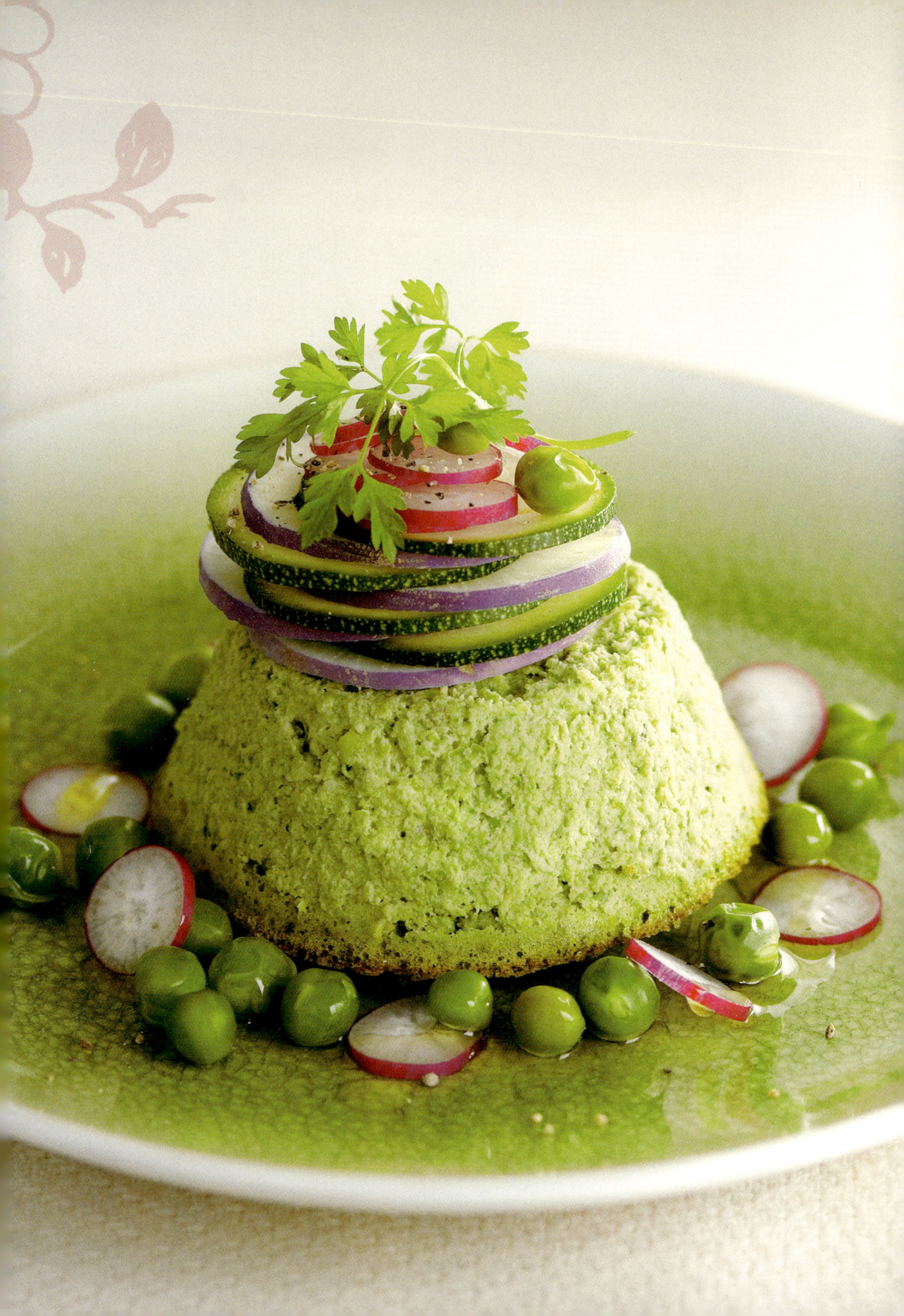

Assiette composée d'été

Repas rafraîchissant par excellence ! À servir avec un taboulé léger à base de semoule de blé dur et un gaspacho.

Courgettes farcies au tofu

4 personnes

- 2 courgettes de taille moyenne
- 1 petite carotte
- 4 à 6 olives noires
- 100 g de tofu nature
- 1 gousse d'ail pressée
- coriandre en grains
- 1 c. à soupe d'huile d'olive
- 2 c. à soupe de basilic
- gomasio

Laver les courgettes et les couper en tronçons de 3 à 4 cm. Les évider et les réserver. Brosser la carotte sous un filet d'eau, puis la détailler en petits dés. Dénoyauter les olives et les couper en morceaux également. Mélanger au robot ou à la fourchette le tofu, la carotte et les olives noires. Ajouter la gousse d'ail pressée, les herbes et la coriandre écrasée au mortier. Saler très légèrement et poivrer. Ajouter l'huile d'olive, le basilic et travailler le mélange pour obtenir une sorte de pâte. Remplir les courgettes avec ce mélange et cuire dans un panier vapeur pendant environ 20 minutes. Au moment de servir, saupoudrer de gomasio.

et leur Émulsion de basilic

4 personnes

- 1/2 bouquet de basilic
- 2 c. à soupe d'huile d'olive

Laver les feuilles de basilic. Mixer les feuilles jusqu'à obtenir une pâte puis ajouter progressivement l'huile afin d'obtenir une émulsion.

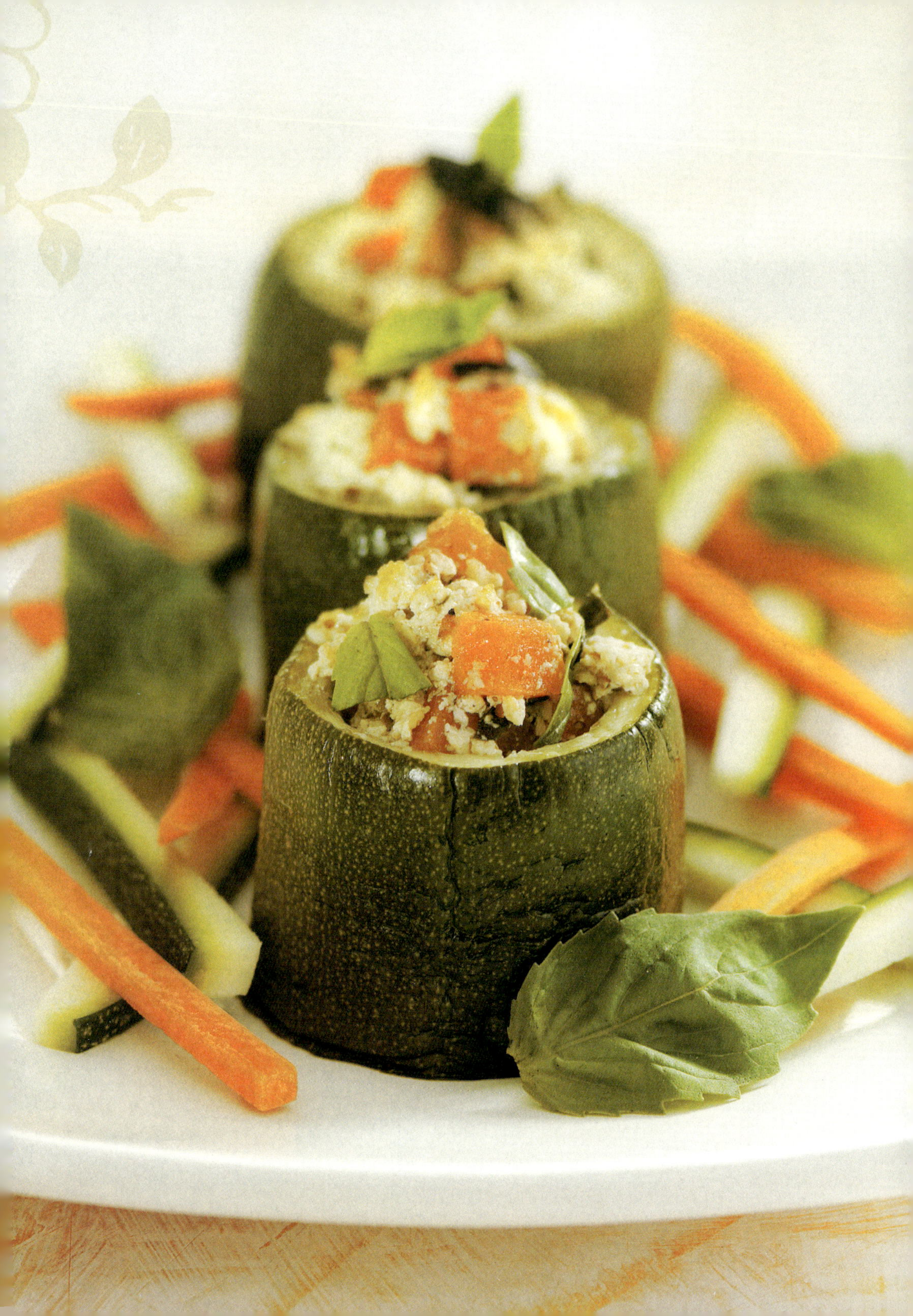

Assiette composée d'automne

Étant donné l'IG élevé de la pomme de terre sous toutes ses formes (frite, bouillie, en purée...), elle est bannie des régimes à IG bas. Elle peut être remplacée dans de nombreuses recettes par la patate douce comme dans ce parmentier. La patate douce est très riche en bétacarotène, bien plus que la carotte, l'épinard ou le potiron. Son IG est bas.

Parmentier de patate douce, céleri-rave et tofu fumé

6 ramequins individuels

- 260 g de patates douces
- 260 g de céleri-rave
- 3 x 1 c. à café d'huile d'olive
- 100 g d'oignon jaune
- 50 g de champignons
- noix de muscade
- 2 x 75 ml de lait de soja
- 100 g de tofu fumé
- sel
- 2 œufs margarine végétale

Éplucher les deux légumes, les couper en dés et les cuire séparément dans deux casseroles avec 1 c. à café d'huile d'olive et 2 c. à soupe d'eau. Détailler l'oignon et le faire légèrement dorer dans un poêle avec l'huile d'olive. Lorsque le céleri est attendri, ajouter les champignons nettoyés et coupés en dés. De même, ajouter l'oignon à la patate douce. Mélanger et laisser cuire encore quelques instants avant d'ajouter à chacune des casseroles 75 ml de lait de soja. Écraser à la fourchette chacune des préparations afin de les réduire en purée et ajouter un œuf dans chacune d'elle. Bien mélanger. Râper le tofu fumé et l'ajouter à la patate douce. Saler. Graisser les ramequins individuels et répartir les préparations en commençant par tapisser le fond du mélange de patates douces et recouvrir par le céleri. Placer les ramequins dans un four préchauffé et cuire 25 minutes environ thermostat 6. Démouler avant de déguster. Servir avec une salade automnale à base de bouquets de mâche, de long filaments de courge butternut prélevés à l'aide d'un éplucheur à légumes, de feuilles de trévise, de haricots noirs, d'oignons en lamelles, de graines de courges...

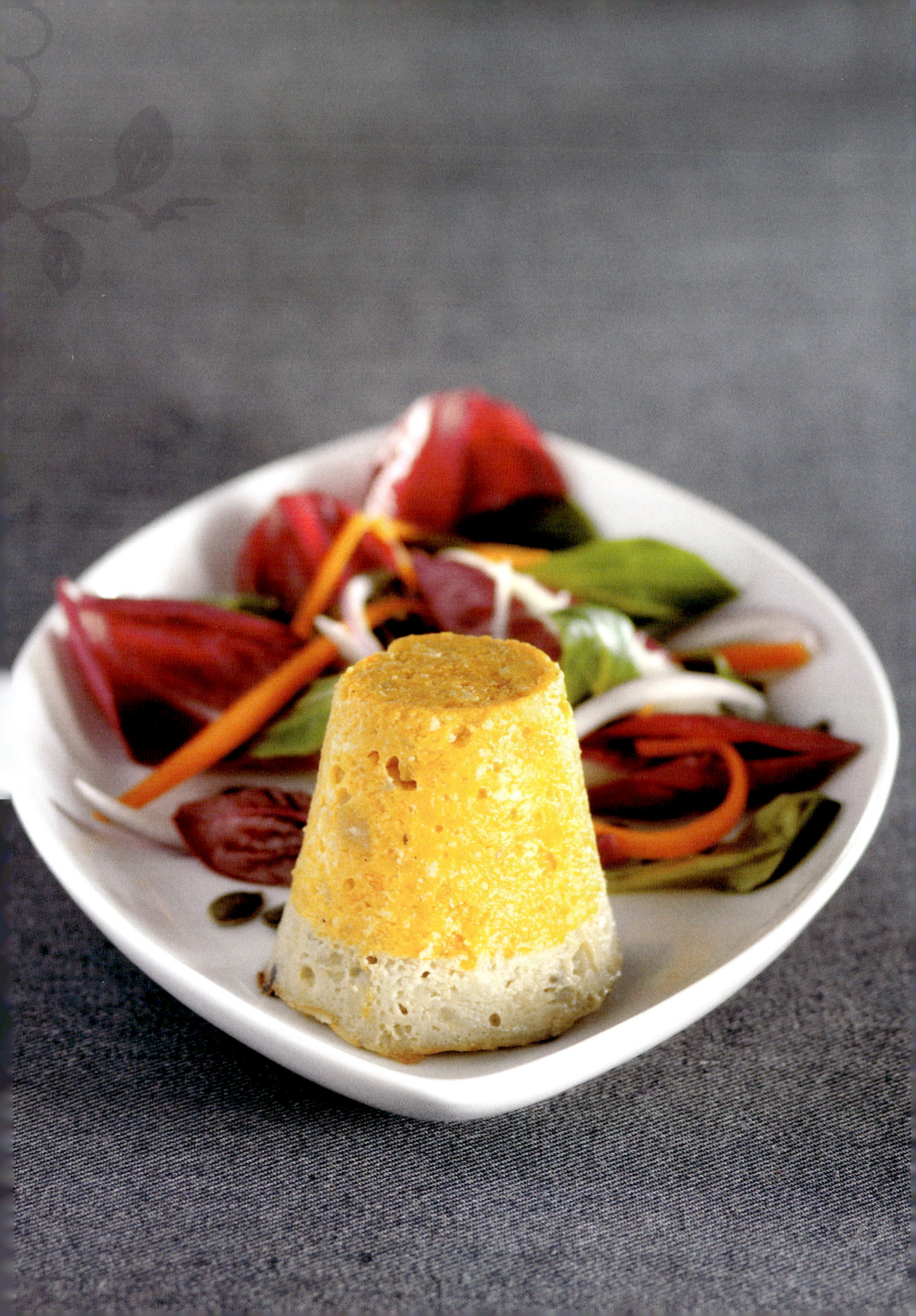

Assiette composée d'hiver

Rassasiant par la présence d'une palette de légumes extrêmement riches en fibres (blettes, choux, poireaux), ce repas réconfortant d'hiver découragera de toute tentation de grignotage. Un mariage de quinoa rouge et blanc accompagnera joliment cette compotée. Sans gluten.

Compotée de légumes feuilles

4 personnes

- 4 belles feuilles de blettes
- 1 cœur de petit chou vert frisé
- 2 endives
- 2 beaux poireaux
- 2 poignées d'épinards
- 2 oignons et 2 gousses d'ail
- 1 feuille de laurier
- 1 c. à soupe d'huile d'olive et 1 c. à soupe de sauce soja

Préparer tous les légumes. Séparer les feuilles des côtes de blettes. Émincer le chou. Couper les endives en deux dans le sens de la longueur et retirer la côte centrale. Enlever les queues des épinards. Dans une grande poêle faire revenir les oignons, l'ail et le laurier avec l'huile d'olive pendant 5 minutes. Ajouter les endives, couvrir et poursuivre la cuisson 10 minutes. Ajouter un filet d'eau si nécessaire. Réserver les endives lorsqu'elles sont cuites. Ajouter les autres légumes dans la poêle en commençant par le chou, puis les poireaux et les côtes de blettes en lamelles et enfin les feuilles de blettes et d'épinards. Ajouter 2 c. à soupe d'eau, la sauce soja, couvrir et laisser cuire ainsi à feu doux 10 minutes. Mélanger alors les légumes et poursuivre la cuisson 5 minutes. Replacer les endives pour les réchauffer.

---

et sa Sauce bleue

4 personnes

- 1 c. à soupe de margarine végétale
- 2 c. à soupe de crème de riz complet (farine précuite)
- 400 ml de lait de soja
- 50 g de roquefort

Faire fondre la margarine et y faire revenir la crème de riz à peine 1 minute. Ajouter le lait de soja progressivement tout en mélangeant avec une cuillère en bois. Au bout d'une minute, ajouter le roquefort, 1 pincée de sel si nécessaire et 2 ou 3 tours de moulin à poivre. Laisser épaissir 2 minutes.

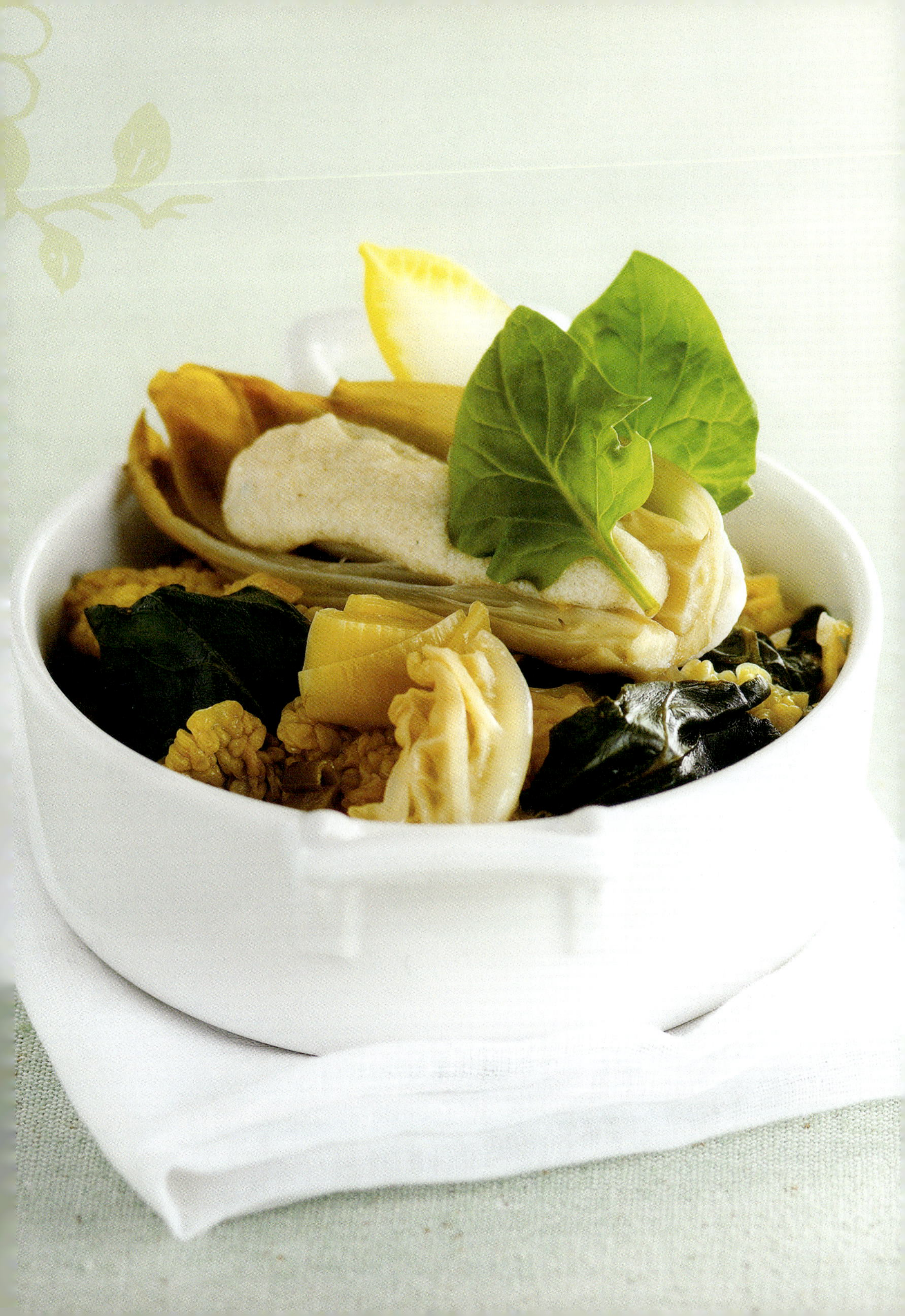

Repas léger pour soir d'été

Vous ponctuerez ce repas estival d'un entremets bien frais à base pruneaux (une douzaine de pruneaux mixés avec 250 g de tofu soyeux). Cette mousse, juste sucrée par les fruits séchés est une bonne source de fibres. Le pruneau et l'abricot séché ont un IG bas, celui de la figue et des raisins secs modéré.

Omelette soufflée au fromage

4 personnes

- 6 œufs
- 100 g de fromage de chèvre frais
- 1 c. à café de ciboulette
- 1 c. à soupe d'huile d'olive

Séparer le blanc des jaunes d'œufs. Mélanger intimement les jaunes d'œufs et le fromage et battre jusqu'à ce que le mélange blanchisse. Saler, poivrer et ajouter la ciboulette. Battre les blancs en neige ferme et les ajouter délicatement à la première préparation. Cuire l'omelette sans attendre dans une poêle légèrement huilée. Couvrir à mi-cuisson.

Spaghettis végétaux à la crème de poivron rouge

4 personnes

- 2 poivrons rouges
- 2 c. à soupe d'huile d'olive
- 2 gousses d'ail basilic
- 4 jeunes courgettes
- 4 jeunes carottes

Nettoyer les poivrons et les couper en grandes lamelles. Les cuire à feu doux avec une cuillerée à soupe d'huile d'olive pendant environ 15 minutes. Ajouter les gousses d'ail émincées, deux pincées de sel et deux tours de moulin à poivre et mixer le tout finement afin d'obtenir une crème fine. Détailler en longs spaghettis, avec un éplucheur à julienne, les courgettes et les carottes nettoyées et non épluchées. Placer les spaghettis de carottes dans le panier vapeur. Cuire ainsi à peine 5 minutes. Ajouter ensuite les spaghettis de courgettes et éteindre le feu. Ne pas laisser au chaud plus de 5 minutes. Servir nappés de la crème de poivron.

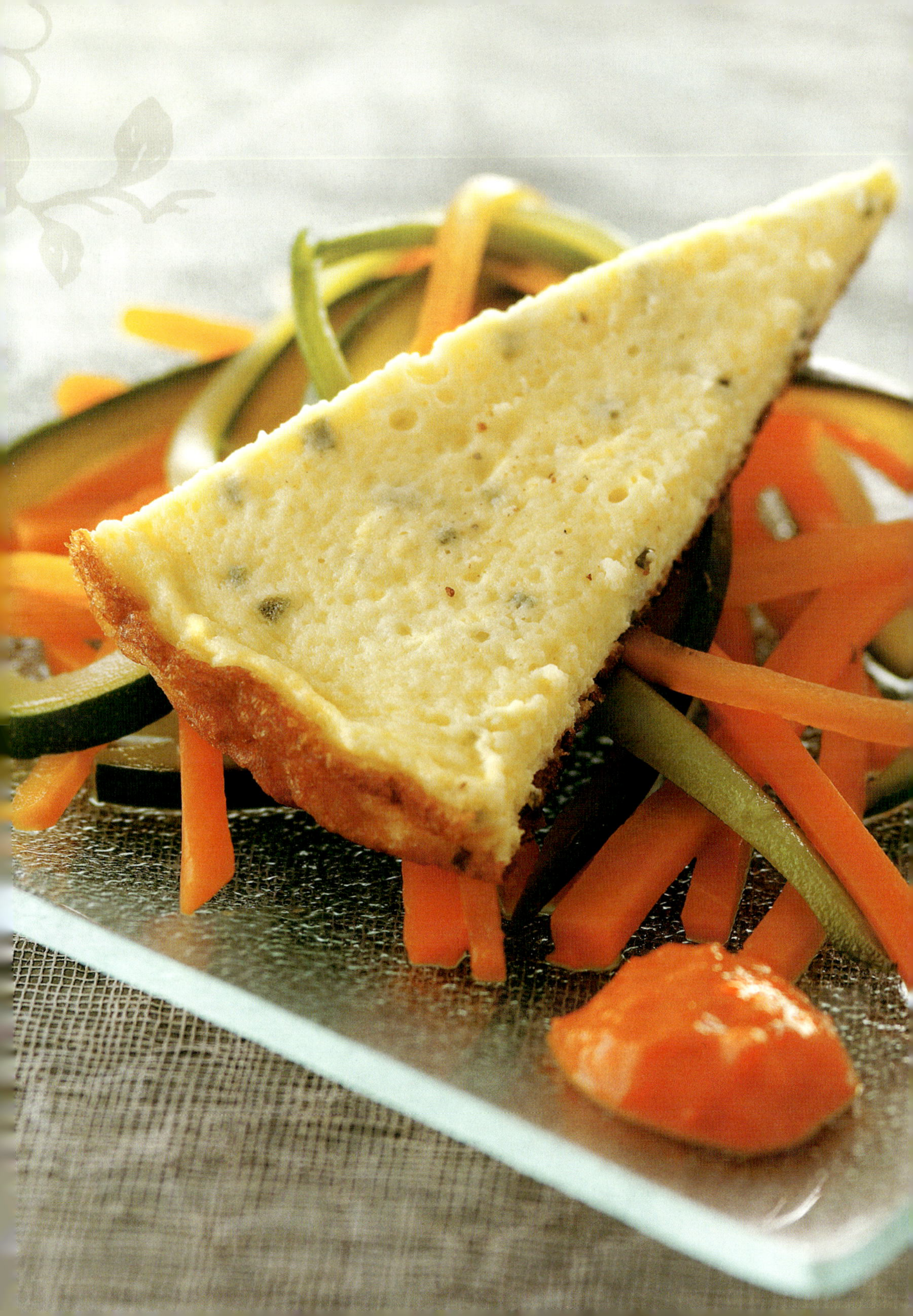

Repas léger pour soir d'hiver

Une soupe miso refroidie et gélifiée sous forme de cube pour cette assiette originale aux déclinaisons vertes et noires que l'on complétera d'une petite salade de chou cru juste mariné (huile de sésame, sauce soja, citron et persil). Une fondue de poireaux saupoudrée de gomasio se mariera parfaitement aux lentilles beluga, petites lentilles rondes et noires à la saveur fine. Sans gluten.

Cubes miso

4 personnes

- 1/4 de litre d'eau
- 2 g d'agar agar
- 1 c. à soupe de sauce soja (shoyu)
- 1 c. à café de miso brun

Mélanger l'eau et l'agar agar et porter à ébullition. Ajouter la sauce soja puis le miso au moment d'éteindre le feu (il ne doit pas cuire). Bien mélanger le tout et remplir des petits ramequins individuels en forme de cube. Placer au frais jusqu'au moment de démouler dans l'assiette garnie de lentilles beluga.

Lentilles beluga au soja

4 personnes

- 200 g de lentilles beluga
- 2 cm d'algue kombu ou wakamé
- 1 c. à soupe de sauce soja

Laver les lentilles et les plonger dans l'eau. L'eau arrivée à ébullition, égoutter les lentilles et reprendre la cuisson dans 2 fois leur volume d'eau froide avec l'algue. Cuire pendant environ 20 minutes. L'eau étant absorbée et les lentilles cuites, ajouter la sauce soja et réserver.

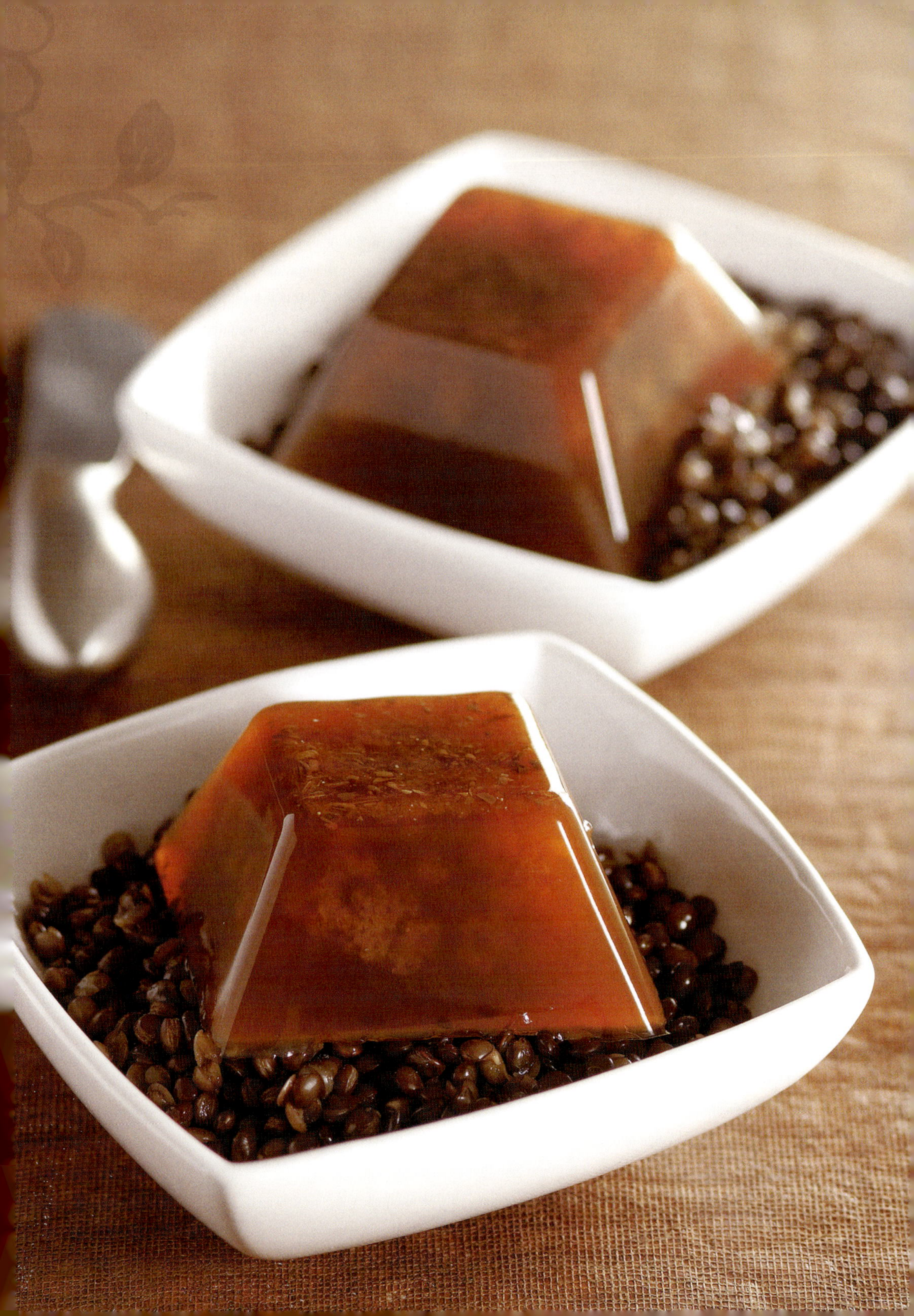

Plat unique de printemps

Un risotto des plus simples où la fève est reine et se complémente au niveau protéique avec ce riz complet riche en fibres et à IG bas. La cuisson de l'amidon en présence d'eau provoque une augmentation de l'IG (voir gélatinisation p13). On veillera donc à ne pas prolonger la cuisson. Autre riz à IG bas : le riz basmati grâce à sa richesse en amylose (voir p13) peut figurer aux menus contrairement aux riz courants à cuisson rapide et/ou précuits. Sans gluten.

Risotto aux fèves fraîches

6 à 8 personnes

- 1 tablette de jus de légumes
- safran
- 300 g de riz complet
- 1 poivron vert
- 2 oignons râpés
- 2 c. à soupe d'huile d'olive
- 15 gousses de fèves
- parmesan
- hysope

Préparer un bouillon : faire bouillir 650 ml d'eau. Ajouter la tablette de jus de légumes et le safran puis laisser infuser. Pendant ce temps, couper le poivron vert en petits dés. Laver et égoutter le riz. Dans une sauteuse faire revenir le poivron et l'oignon avec l'huile d'olive pendant quelques minutes. Ajouter le riz à la poêlée de légumes, faire revenir le tout quelques instants puis mouiller avec le bouillon. Ajouter les fèves. Rectifier sel et poivre, couvrir et laisser mijoter à mi-couvert. Le risotto est prêt lorsque tout le liquide est absorbé. Servir avec du parmesan et parsemer d'hysope.

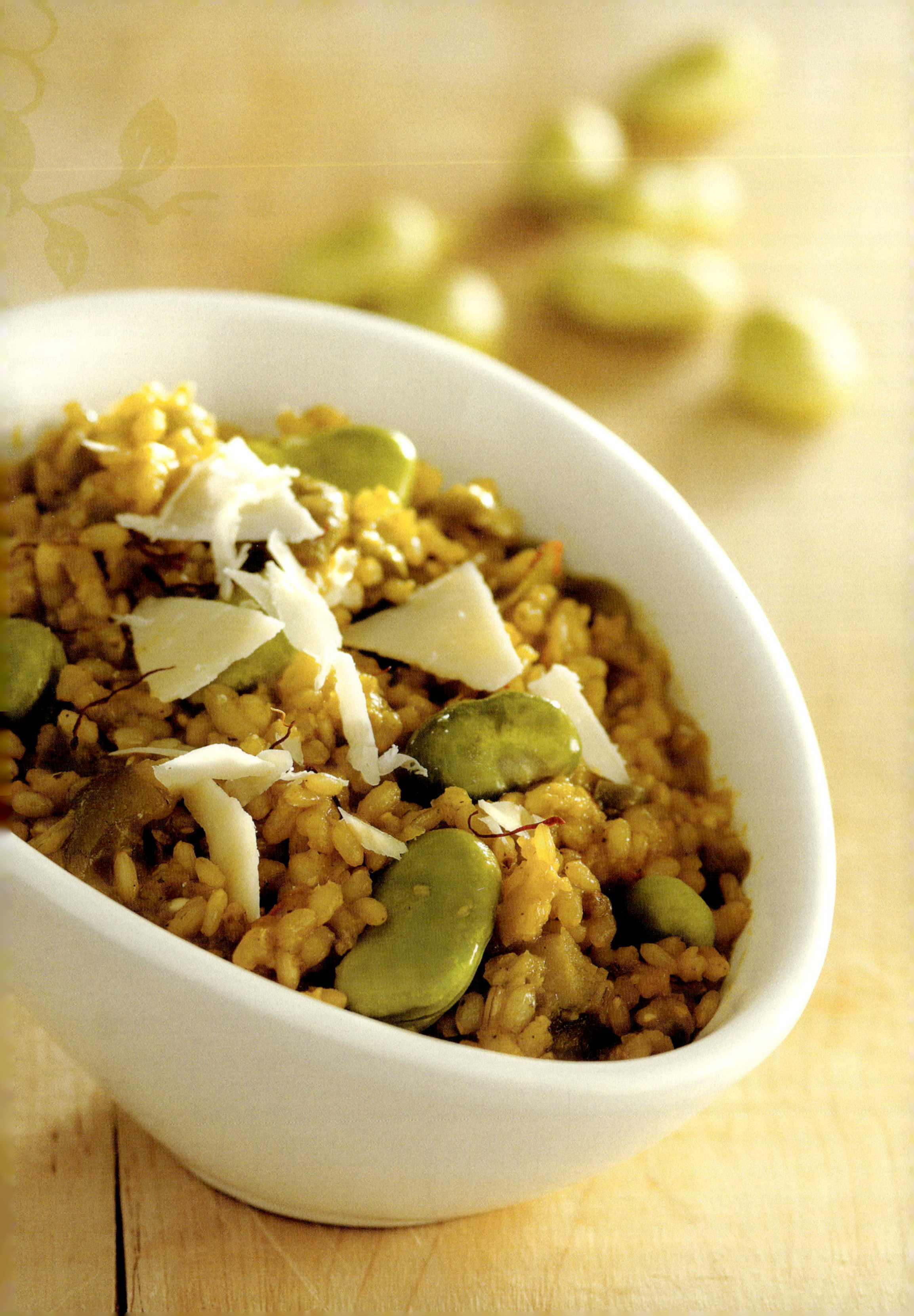

Plat unique d'été

Les proportions de pâte (à la semoule de blé dur) sont largement diminuées dans cette recette où les tranches d'aubergines et de courgettes font office de lasagnes. Il est également possible de s'en passer totalement. Des lasagnes végétales pour un IG au ras des pâquerettes.

Lasagnes végétales au chèvre

4 à 6 personnes

- 3 gousses d'ail
- 1 oignon d'environ 150 g
- poivre
- 1 branche de thym
- quelques brins de romarin
- 3 feuilles de laurier
- 2 c. à soupe d'huile d'olive
- 600 g de tomates
- 250 g de tofu
- 1 courgette d'environ 300 g
- 1 aubergine d'environ 300 g
- 4 plaques de lasagnes à la semoule de blé dur
- 1 petit fromage de chèvre

Préparation de la sauce tomate au tofu : faire revenir l'ail et l'oignon détaillés avec les herbes (thym, romarin, laurier) dans l'huile d'olive. Au bout de 10 minutes, ajouter les tomates coupées en gros dés et laisser mijoter 20 minutes environ. En fin de cuisson, ajouter le tofu râpé, couvrir et éteindre le feu. Laver la courgette et l'aubergine. Sans les éplucher, les couper en larges lamelles. Choisir un plat à gratin. Tapisser le fond de sauce tomate au tofu, recouvrir de courgettes, ajouter de la sauce puis des lamelles d'aubergines, encore de la sauce puis deux plaques de pâte à lasagnes. Continuer ainsi de suite jusqu'à épuisement des ingrédients. Recouvrir le tout de fromage de chèvre râpé. Cuire au four thermostat 7 pendant 30 minutes.

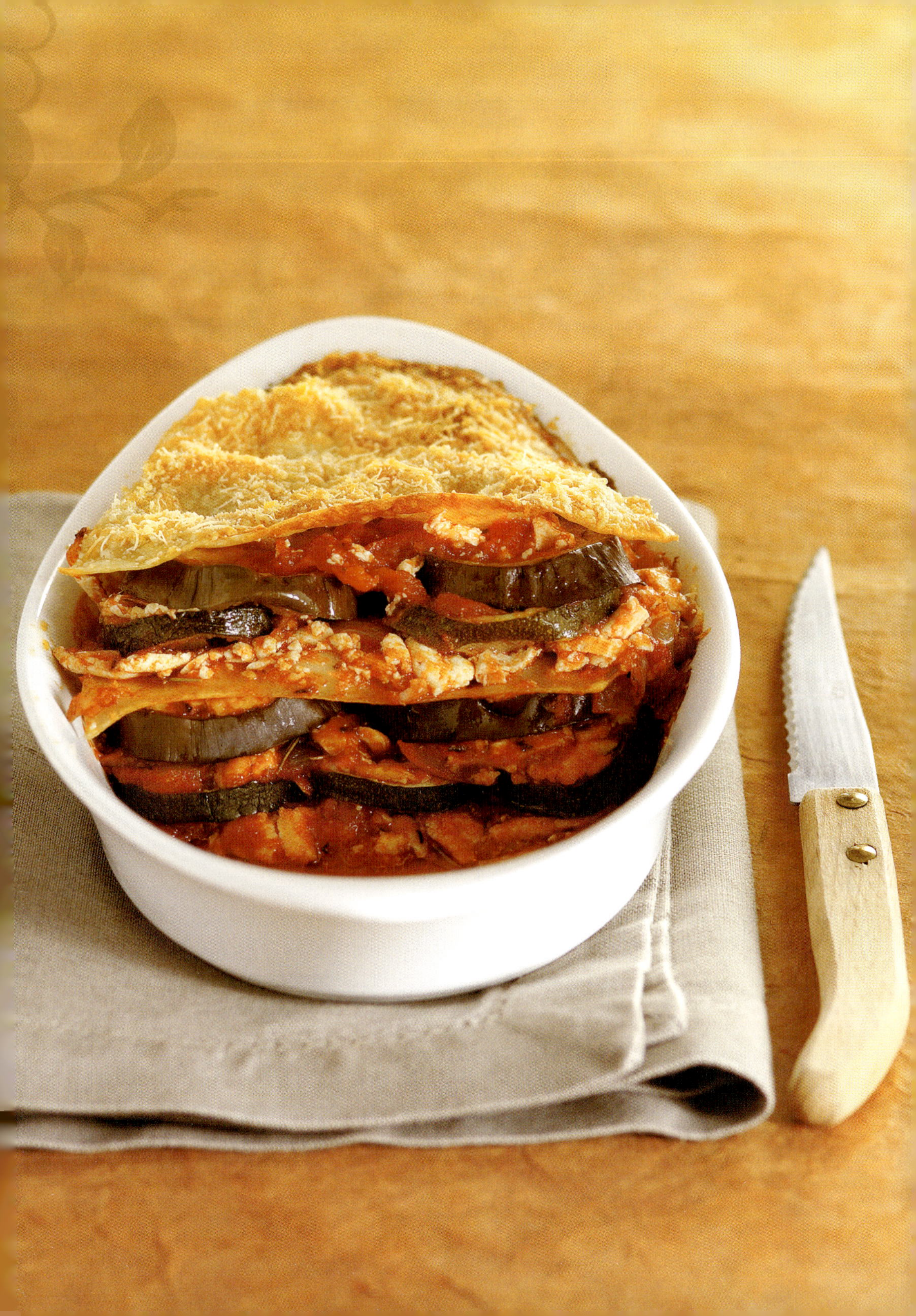

Plat unique d'automne

L'occasion de montrer que l'on peut réaliser une quiche ou une tarte sans élever la glycémie en substituant aux farines blanches courantes des farines complètes comme, ici, celle de quinoa et en moindre mesure celle de riz. Les fleurs de roquette à peine écloses aromatisent cette quiche en apportant une surprenante note piquante. Sans gluten.

Quiche aux champignons, dernières tomates et fleurs de roquette

4 à 6 personnes

Pâte :

- 120 g de farine de quinoa
- 80 g de farine de riz complet
- 1/2 c. à café de sel
- 1/2 c. à café de poudre levante
- 2 œufs
- 4 c. à soupe d'huile d'olive

- 250 g de champignons sauvages (girolles, cèpes, pleurotes ...)
- 1 grosse tomate à chair dense (cœur de bœuf environ 300 g)
- 1 c. à café d'huile d'olive
- 2 gousses d'ail
- 60 ml de crème soja
- fleurs de roquette à peine écloses

Mélanger tous les ingrédients de la pâte et former une boule. Après l'avoir laissé reposer 10 minutes, l'étaler au fond d'un plat à tarte et cuire à blanc 10 minutes. Nettoyer les champignons et les couper en quatre. Laver la tomate et la couper en morceaux. Les faire revenir dans une poêle à feu assez vif avec l'ail pressé pendant 5 minutes. Dans un saladier, mélanger le contenu de la poêle et la crème soja. Ajouter les fleurs de roquette. Saler, poivrer et verser la préparation dans le fond de tarte. Cuire 25 à 35 minutes, thermostat 6. Déguster accompagnée d'une salade verte mélangée agrémentée d'herbes fraîches et de fleurs de roquette.

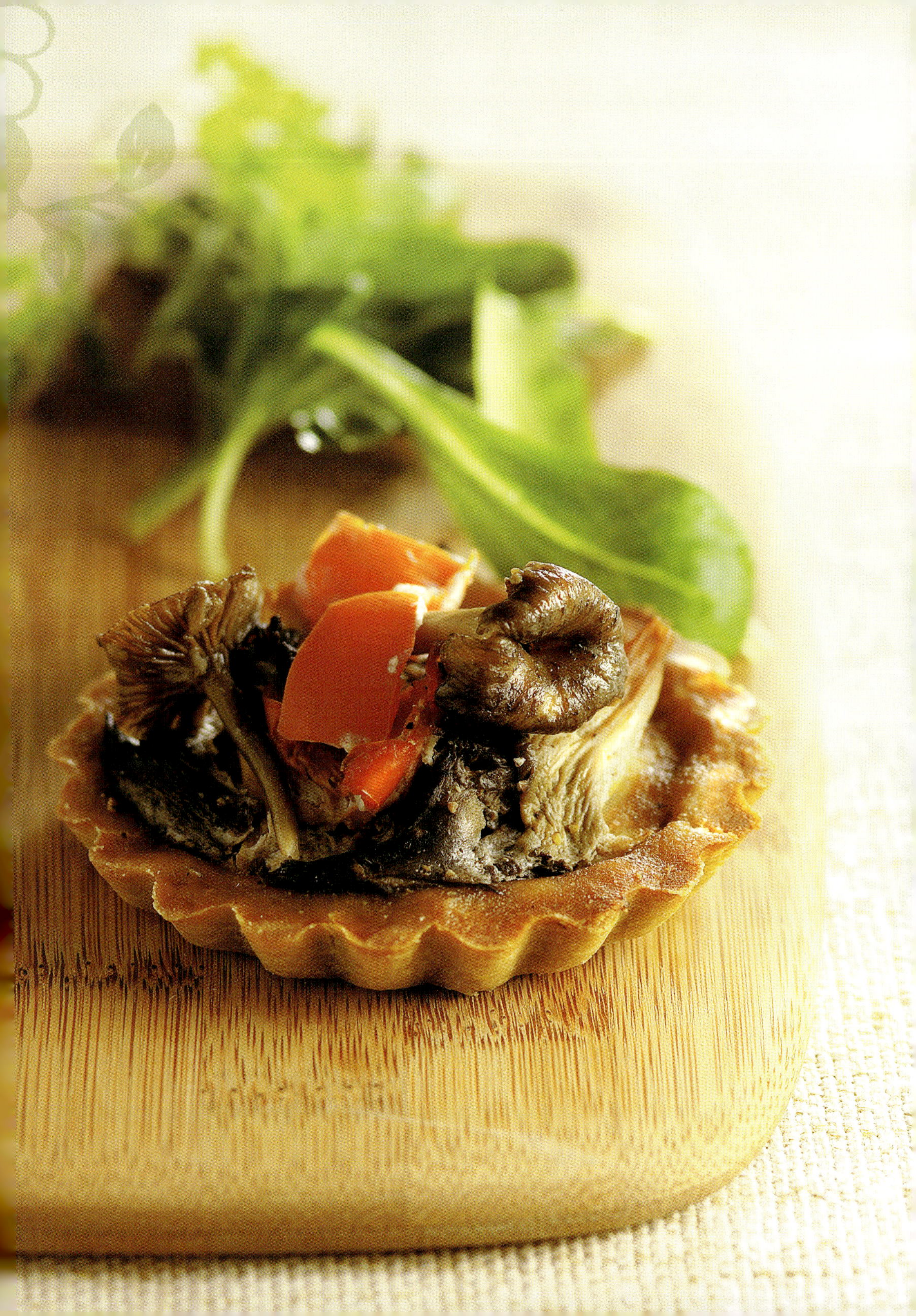

Plat unique d'hiver

Le petit épeautre, appelé aussi engrain est un ancêtre du blé. Très peu ou pas modifié, il est consommé complet. Satiétogène, ce plat unique hivernal fait la part belle aux légumes variés à IG très bas et participe ainsi à la couverture de nos besoins en fibres, vitamines et minéraux.

Cocotte de légumes au petit épeautre

4 personnes

- 100 g de petit épeautre (engrain)
- 1 oignon piqué de 3 clous de girofle
- 2 belles carottes
- 1 poireau
- 3 belles feuilles de blettes
- 2 oignons
- 2 feuilles de laurier
- 2 gousses d'ail huile d'olive
- poivre au moulin
- 1 c. à soupe de concentré de tomate
- 3 branches de thym

Faire tremper l'épeautre quelques heures avant de lancer la cuisson dans 3 volumes d'eau additionnée de l'oignon piqué des clous de girofle. À feu doux, la cuisson prendra environ 30 minutes après ébullition. L'épeautre, croquant à l'extérieur, reste moelleux à l'intérieur. Faire cuire les légumes à la vapeur dans l'ordre de leur temps de cuisson : les carottes brossées et coupées en rondelles, le poireau coupé en tronçons de 1/2 cm, les côtes de blettes, les oignons émincés et le vert des blettes. Pendant ce temps, faire revenir les 2 gousses d'ail émincées dans une cocotte à fond épais. Lorsque les légumes sont cuits après 15 minutes de cuisson environ (veiller à ce que les carottes restent fermes), les verser dans la cocotte et bien mélanger le tout. Lorsque l'épeautre est cuit, ajouter le concentré de tomate, le thym effeuillé, trois tours de moulin à poivre, saler et laisser mijoter quelques minutes. Ajouter enfin l'épeautre à la cocotte et bien mélanger le tout.

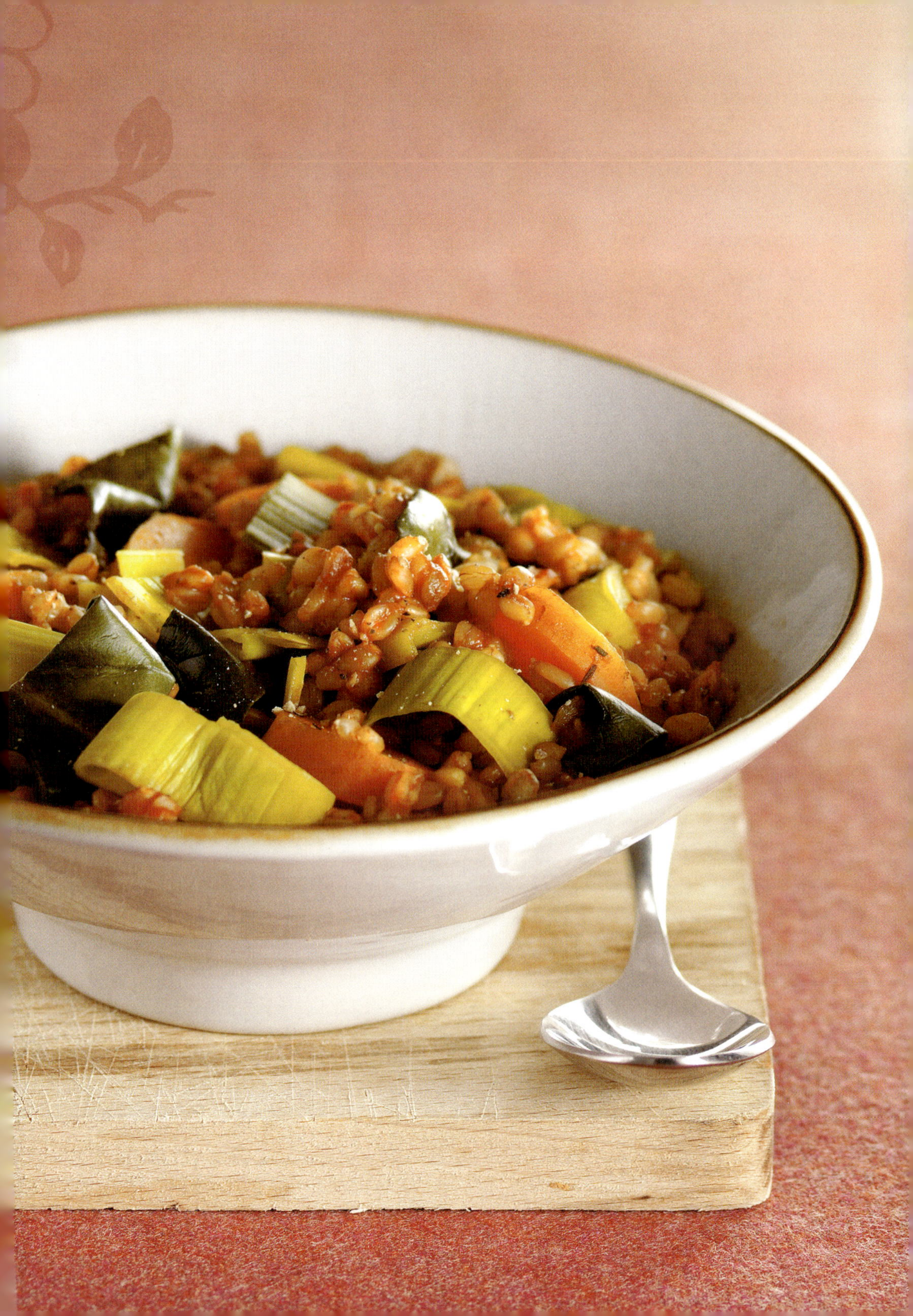

Soupes-repas de printemps

Encore un légume sec caractérisé par son IG très faible (21). Les lentilles corail contiennent des fibres et sont une bonne source de protéines végétales et de minéraux. Les récentes recherches en nutrition (*) rétablissent la vérité sur la carotte. On la croyait hyperglycémiante cuite, or il n'en est rien (IG carotte crue : 16, IG carotte cuite : 47).

Soupe rose-indien au parfum de coriandre fraîche

4 personnes

- 2 oignons
- 3 gousses d'ail
- 250 g de carottes
- 2 tomates bien mûres
- 100 g de lentilles corail
- 1 c. à café de coriandre fraîche hachée
- quelques feuilles de coriandre pour la déco
- 1 c. à soupe de lait de coco
- huile d'olive

Éplucher les oignons, les couper en demi-lune et les faire dorer (et non roussir) avec 1 c. à soupe d'huile d'olive. Réserver. Éplucher et détailler les gousses d'ail. Brosser simplement les carottes et les détailler en petits dés. Faire de même avec les tomates (conserver la pulpe). Faire revenir l'ail dans un peu d'huile dans la casserole qui servira à cuire la soupe. Lorsqu'il commence à dorer et que vous sentez son goût caractéristique, ajouter les carottes et les tomates. Laisser cuire à feu doux à couvert pendant 10 minutes. Ajouter la coriandre hachée et poursuivre la cuisson quelques minutes. Réserver. Laver soigneusement les lentilles jusqu'à ce que l'eau soit claire. Les plonger dans 5 fois leur volume d'eau et cuire 20 minutes semi-couvert. Écumer si nécessaire. Lorsque les lentilles sont presque cuites, ajouter les légumes et poursuivre la cuisson 10 minutes à feu très doux. Ajouter le lait de coco et mélanger. Servir bien chaud. Ajouter un filet d'huile d'olive crue, les oignons frits que vous aurez réchauffés quelques instants et les feuilles de coriandre fraîche.

(*) Brand-Miller JC: "International table of glycemic index and glycemic load values: 2002. Am J Clin Nutr. 2002 Jul 76 (1) :5-56

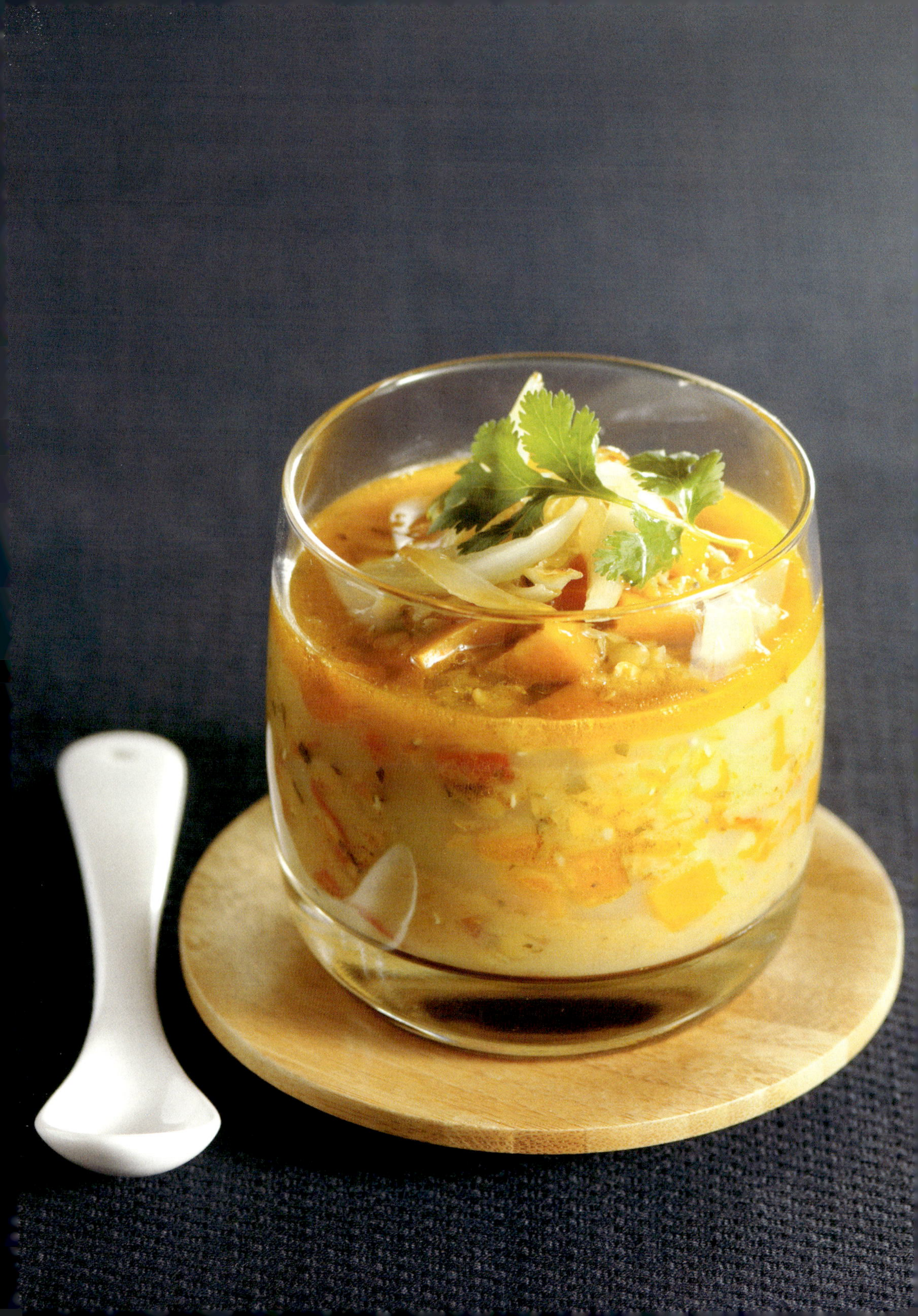

Soupe-repas d'été

La richesse minérale des algues n'est plus à démontrer. Elles s'intègrent doublement dans cette recette, à la fois cuites et crues, et apportent une légère saveur marine. Tous les ingrédients qui composent cette soupe repas ont un IG très faible.

Brunoise de légumes en fumet d'herbes fraîches et panaché d'algues citronné

4 personnes

- 2 brins d'estragon
- 2 brins d'hysope
- quelques feuilles de mélisse
- quelques feuilles de menthe
- 10 brins de ciboulette
- 1 feuille de sauge
- 1 pincée de graines de nigelle
- 1 c. à café de purée de raifort (wasabi)
- 1/2 cube de miso soupe
- 1 courgette
- 1 petite carotte
- 250 g de tofu aux herbes
- 20 g d'algues iziki
- 1 brin de cive
- 2 c. à soupe de paillettes d'algues
- 1 c. à soupe d'huile d'olive
- 1 c. à soupe de citron pressé
- 4 œufs

Laver et ciseler les herbes avant de les plonger dans l'eau. Porter à ébullition. Pendant ce temps, tailler les légumes en brunoise, c'est-à-dire en tous petits cubes. Faire de même avec le tofu. Couper le feu sous le fumet d'herbes. Ajouter le wasabi, le miso, les graines de nigelle et la brunoise de légumes. Saler légèrement et laisser infuser à couvert. Faire tremper les izikis dans une eau pure pendant 15 minutes. Dans un bol, mélanger la cive ciselée, les paillettes d'algues, le citron et l'huile d'olive. Laisser mariner. Ajouter alors les izikis au fumet d'herbes. Rectifier l'assaisonnement en sel. Pocher les œufs et les déposer au fond de chaque assiette. Servir le fumet une fois refroidi sur les oeufs avec une touche de panaché d'algues citronné. Déguster éventuellement accompagnée d'une tranche de pain de seigle tartiné du reste de panaché d'algues citronné. Cette soupe sera tout aussi délicieuse le lendemain.

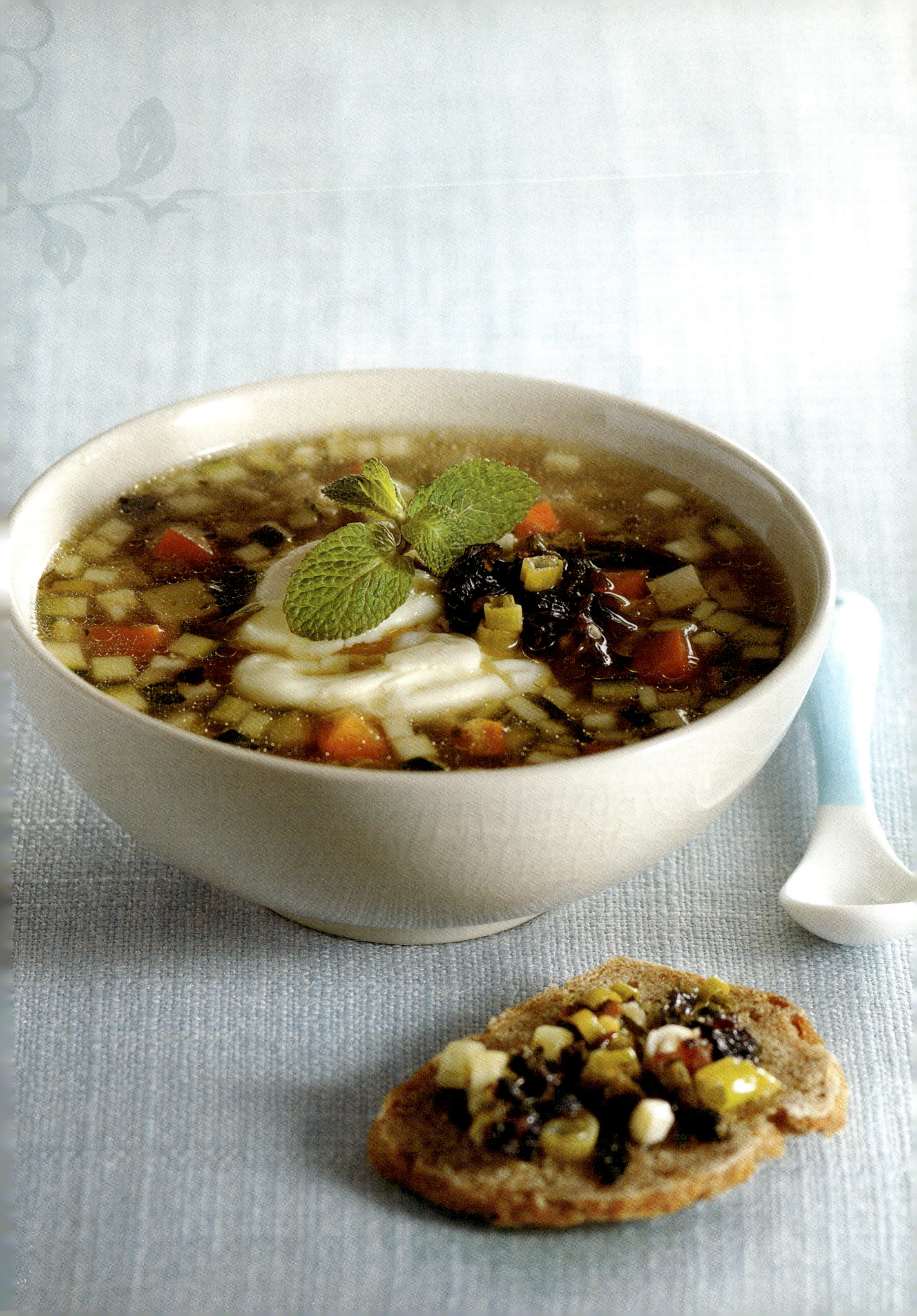

Soupe-repas d'automne

L'orge bénéficie d'un IG particulièrement bas à condition de le choisir mondé et non perlé (raffiné et poli). L'IG des cucurbitacées est élevé, cependant, leur charge glycémique reste basse. L'orge est une céréale « rafraîchissante » qui garde un certain croquant. Elle sera appréciée en fin d'été et sa saveur de miel se marie très bien à la courge et à une première cueillette de champignons.

Mijotée de courge, orge et champignons au chèvre frais

4 à 6 personnes

- 100 g d'orge mondé
- 1 litre 1/2 d'eau
- 1 cube de miso curry
- 250 g de courge
- 250 g de navet
- 3 échalotes
- 1 c. à soupe d'huile d'olive
- 1 c. à café de curry
- 200 g de champignons (girolles, chanterelles)
- 2 gousses d'ail
- quelques brins de persil
- fromage de chèvre frais

Rincer l'orge plusieurs fois et lancer la cuisson dans 1 litre 1/2 d'eau additionnée du cube de miso curry. Couper la courge et le navet en petits dés et émincer les échalotes. Faire revenir ces dernières dans l'huile d'olive, saler puis ajouter les légumes et un filet d'eau. Laisser mijoter ainsi 10 minutes en remuant de temps en temps. Préparer les champignons et les faire revenir doucement pendant 10 minutes dans une poêle avec un peu d'huile d'olive, l'ail et le persil émincés. Ajouter alors l'orge et son eau de cuisson aux légumes et poursuivre jusqu'à cuisson complète de l'orge (encore 10 minutes environ). Au moment de servir, ajouter les champignons et vérifier l'assaisonnement. Déguster chaud avec une belle noix de fromage de chèvre frais dans chaque assiette.

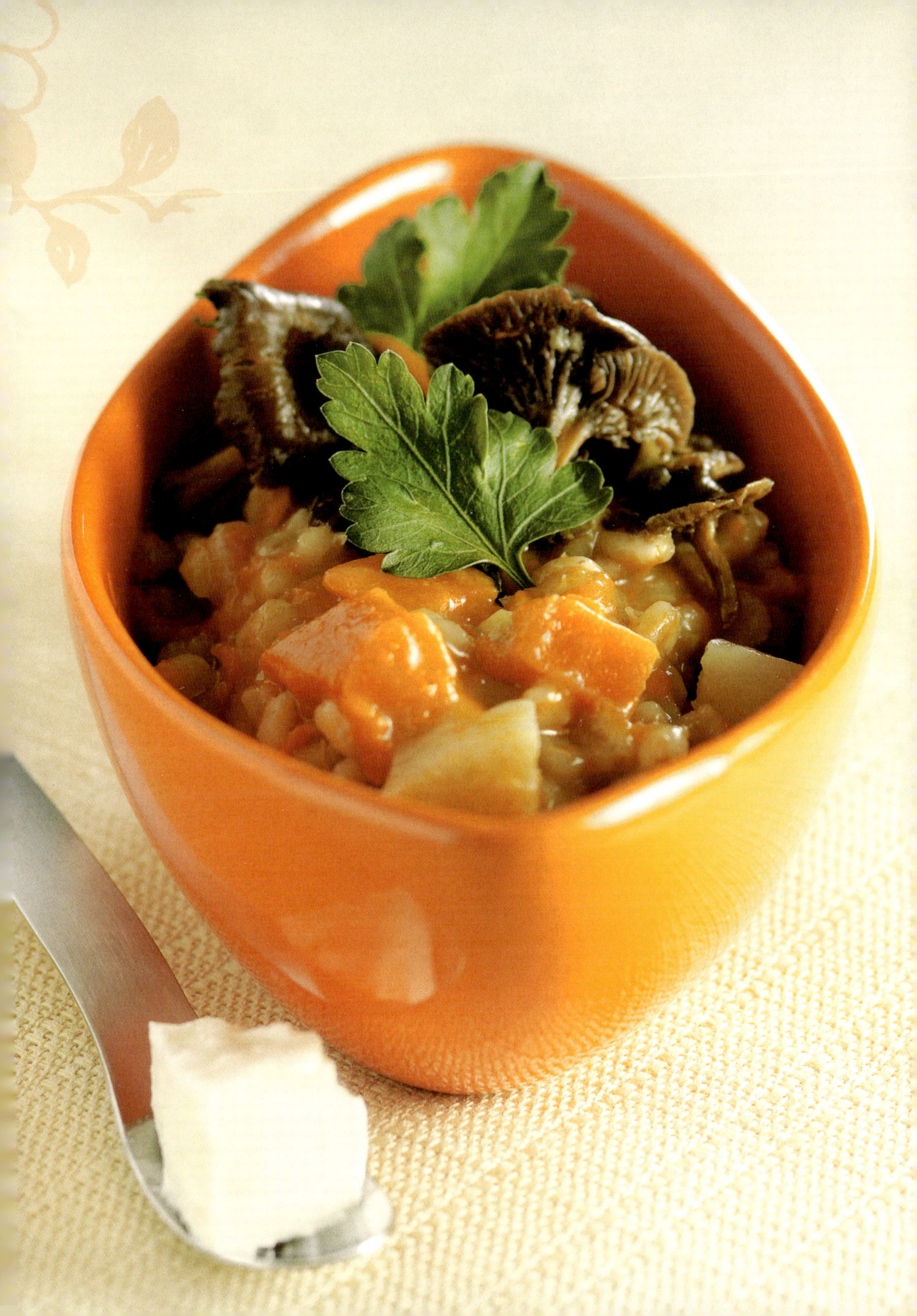

Gâteau de fête

On a longtemps écarté le chocolat des régimes amaigrissants. Surprise de taille et bonne nouvelle, son IG est bas (environ 30) à condition qu'il soit riche en cacao (70% minium). Dans les desserts, le sucre sera apporté par du sirop d'agave à l'IG presque nul (IG : 11).

Moelleux au chocolat, kamut et sirop d'agave

6 à 8 personnes

- 1 tablette de chocolat noir (200 g)
- 2 c. à soupe de purée d'amande
- 1 yaourt de brebis
- 6 œufs
- 3 c. à soupe rases de farine de kamut tamisée
- 3 c. à soupe de sirop d'agave

Faire fondre le chocolat dans une casserole avec un fond d'eau. Bien lisser avec une cuillère en bois et incorporer la purée d'amande. Séparer le blanc des jaunes d'œufs. Monter les blancs en neige et réserver au frais. Battre les jaunes et y ajouter la farine, le yaourt de brebis et le sirop d'agave. Incorporer le mélange chocolat / purée d'amandes à cette dernière préparation puis, délicatement, les blancs en neige. Verser dans un moule chemisé et cuire à four chaud 10 minutes thermostat 7, puis baisser thermostat 5 pendant les 15 dernières minutes. Servir avec un filet de sirop d'agave dans chaque assiette et quelques gouttes de purée d'amandes.

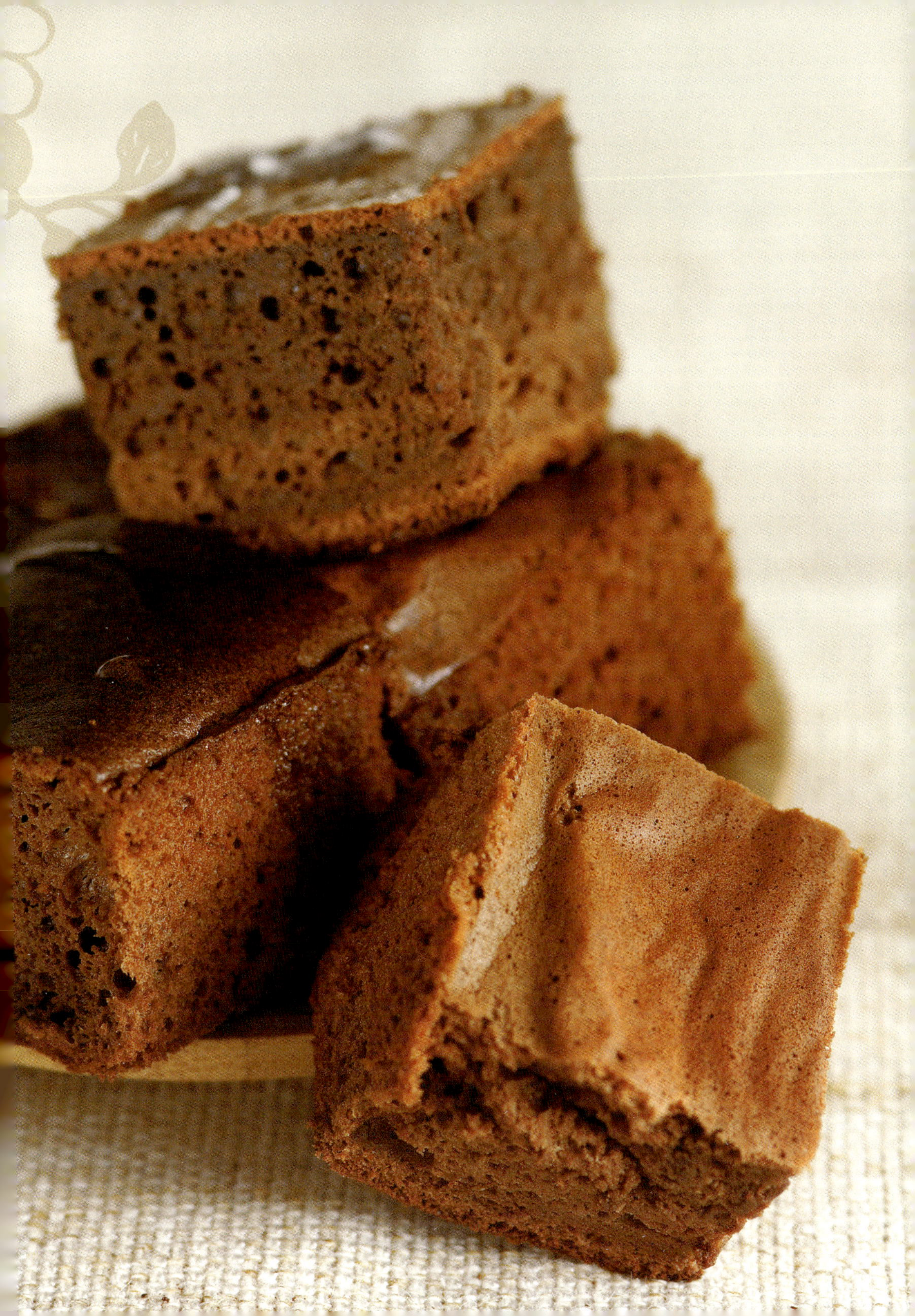

Gâteau léger

Étonnant, mais les boudoirs ont un IG modéré (IG 54) et vu la faible portion consommée, leur charge glycémique est basse (IG 9) (voir charge glycémique p13 et p70). Nous sommes également réconciliés avec la carotte, qui, même cuite, n'élève pas la glycémie. L'occasion d'essayer cette version originale du tiramisu .

Tiramisu à la mousse de carottes, parfum de cannelle et cardamome

6 personnes

- 500 g de carottes
- 5 c. à soupe de sirop d'agave
- 2 gousses de cardamome
- 2 pincées de cannelle
- 4 œufs
- 400 g de tofu soyeux
- 1 paquet de boudoirs
- 1 tasse de café serré
- 1 c. à soupe d'arôme d'amande amère

Brosser les carottes et les râper à la grosse râpe. Dans une poêle, les faire confire très doucement avec le sirop d'agave et les épices. Au bout de 30 minutes, les carottes doivent être confites. En réserver 4 cuillerées à soupe. Mixer le reste avec le tofu soyeux et les jaunes d'œufs. Battre les blancs en neige ferme et les incorporer au mélange. Dans un plat unique ou dans des plats individuels procéder au montage. Mélanger le café et l'amande amère dans une assiette creuse. Y humecter les boudoirs sans les faire tremper et en répartir une première couche au fond du plat. Recouvrir du mélange mousseux et recommencer ainsi de suite en finissant par la mousse. Décorer avec le reste de carottes confites. Placer au frais au moins 2 heures avant de servir.

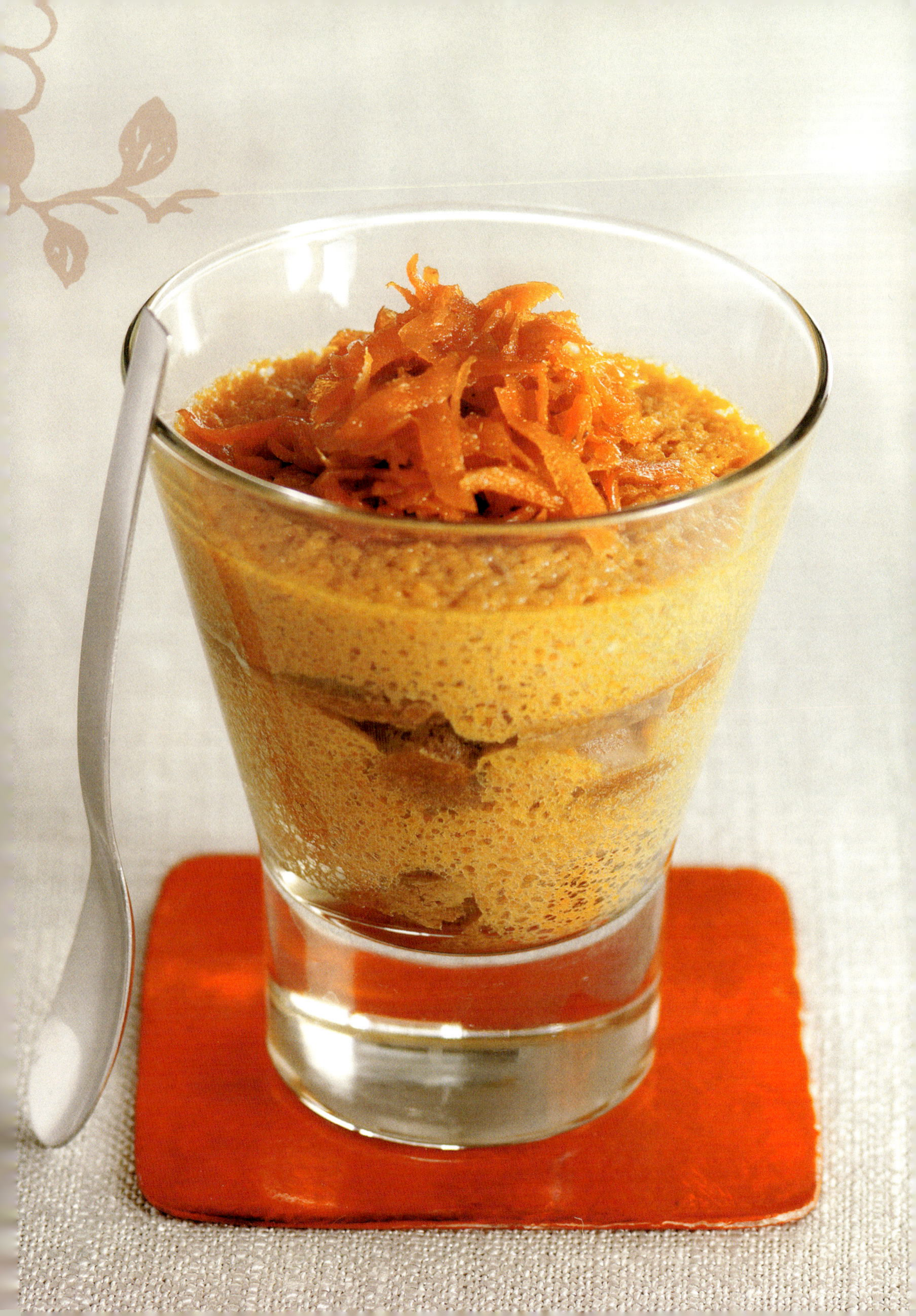

Collation pour petits et grands

Le quinoa ici sous forme de crème (farine précuite) s'adapte parfaitement aux desserts, crèmes et entremets. Protéiné et parfumé, ce goûter coupe-faim fera l'unanimité des petits comme des grands. Sucré au sirop d'agave, un petit plus douceur est apporté par les raisins de Corinthe qui consommés seuls ont un IG modéré mais accompagnés de fruits secs ont un IG rabaissé d'un tiers.

Crème quinoa à la noisette, raisins secs et pépites de chocolat

4 petits gourmands

- 120 g de crème de quinoa
- 4 fois son volume de lait de soja
- 4 c. à soupe de purée de noisettes
- 8 c. à soupe de sirop d'agave
- 2 grosses c. à soupe de raisins de Corinthe
- quelques pépites de chocolat

Diluer la crème de quinoa dans le lait de soja, ajouter les raisins de Corinthe et porter sur le feu. Ajouter la purée de noisettes et le sirop d'agave. Laisser épaissir sur feu doux pendant 4 à 5 petites minutes en remuant avec un fouet. Dès que la consistance convient, répartir dans des bols et parsemer de pépites de chocolat.

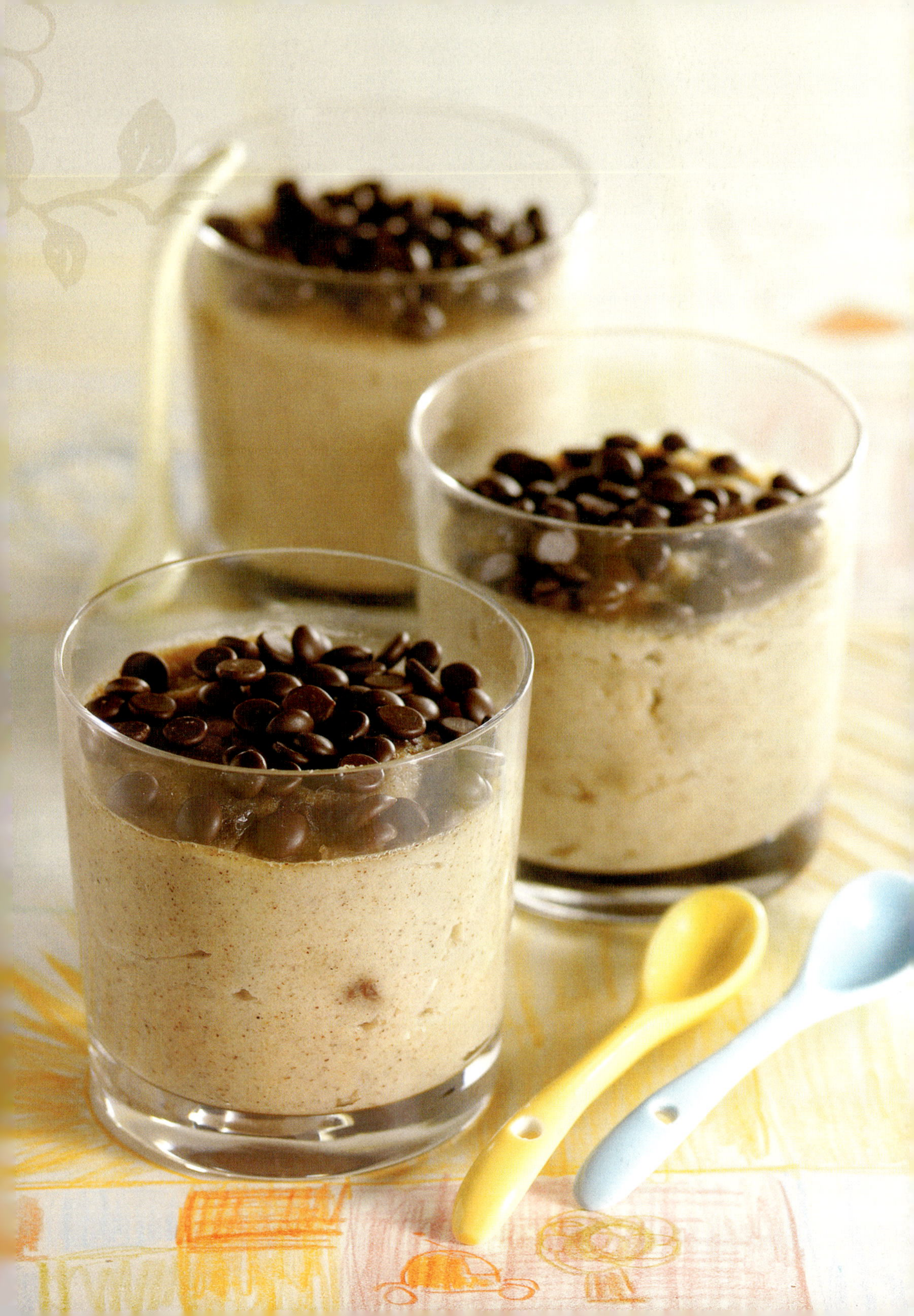

Goûter ludique

À vous de faire découvrir à vos enfants de nouvelles textures et de nouvelles sensations tout en s'amusant. Attention aux taches ! Équipez-vous pour un goûter tout en sérénité. Les fruits étaient autrefois assimilés à des « sucres rapides » et exclus de certains régimes. Ils ont au contraire un indice ou une charge glycémique très faible et doivent occuper une place de choix dans notre alimentation quotidienne. On peut même les tremper sans complexe dans une sauce au chocolat riche en cacao ou dans le sirop d'agave, qui grâce à sa richesse en fructose, a également un IG bas.

Trempettes de fruits à croquer

4 petits gourmands

Les fruits :
- 1 barquette de fraises
- 1 barquette de mûres
- 1 barquette de framboises
- 1 pomme croquante
- 2 pêches
- 4 abricots

Les sauces :
- 4 carrés de chocolat 70% minimum de cacao
- 4 c. à soupe de lait végétal
- feuilles de menthe ciselées
- sirop d'agave
- brisures de noisettes
- 3 c. à soupe de tofu soyeux
- zestes de fruits

Laver et égoutter chaque fruit soigneusement. Couper les gros fruits en dés (pommes, pêches, abricots). Mettre des baguettes à disposition pour piquer les fruits afin de réaliser des mini brochettes. Tremper chaque fruit dans une sauce : chocolat fondu avec le lait végétal, sirop d'agave, tofu soyeux battu. Tremper ensuite la brochette dans un accompagnement à la texture plus soutenue : feuilles de menthe ciselée ou mélisse, brisures de noisettes et zestes de fruits.

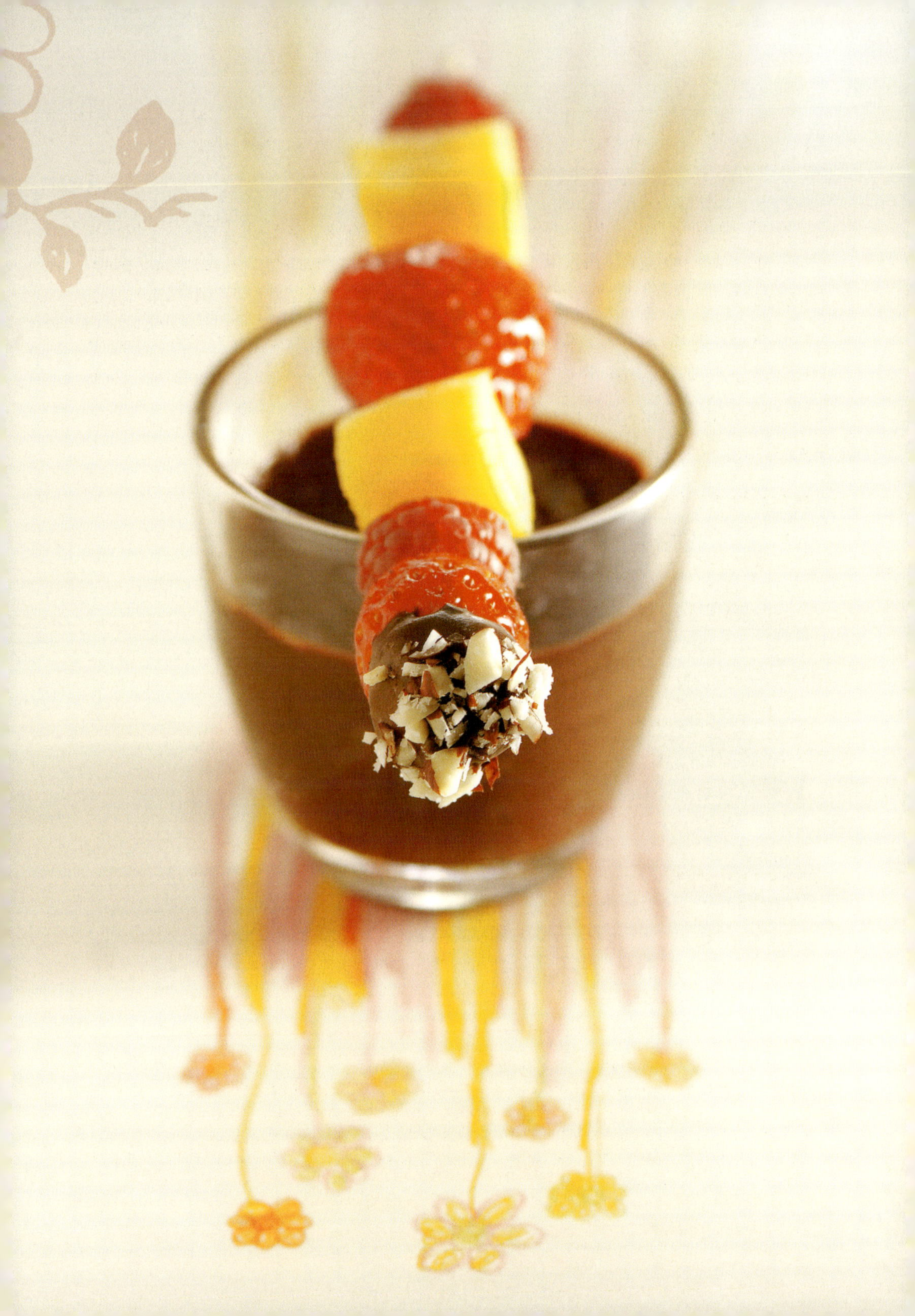

Petit-déjeuner d'été

Un petit-déjeuner où dominent les fruits de fin d'été et de début d'automne pour prolonger la sensation des vacances. Accompagné de deux tartines de pain complet et d'une noix de beurre ou de purée d'amande, ce petit-déjeuner garantit une matinée sans petit creux.

Nectar de pêches au lait d'amande

2 personnes

- 3 pêches
- 600 ml de lait d'amande

Mixer ensemble les ingrédients et placer au frais avant de déguster.

Mariage de fruits frais et séchés au yaourt de brebis

2 personnes

- 2 yaourts de brebis
- 2 poires
- 4 mirabelles
- 2 figues séchées
- 1 c. à soupe de germe de blé

La veille (ou 1 heure avant au moins) faire tremper les figues dans un bol d'eau. Laver et découper les fruits frais. Mélanger les figues séchées coupées en petits morceaux avec les yaourts de brebis. Répartir dans deux bols et ajouter les fruits frais. Saupoudrer de germe de blé.

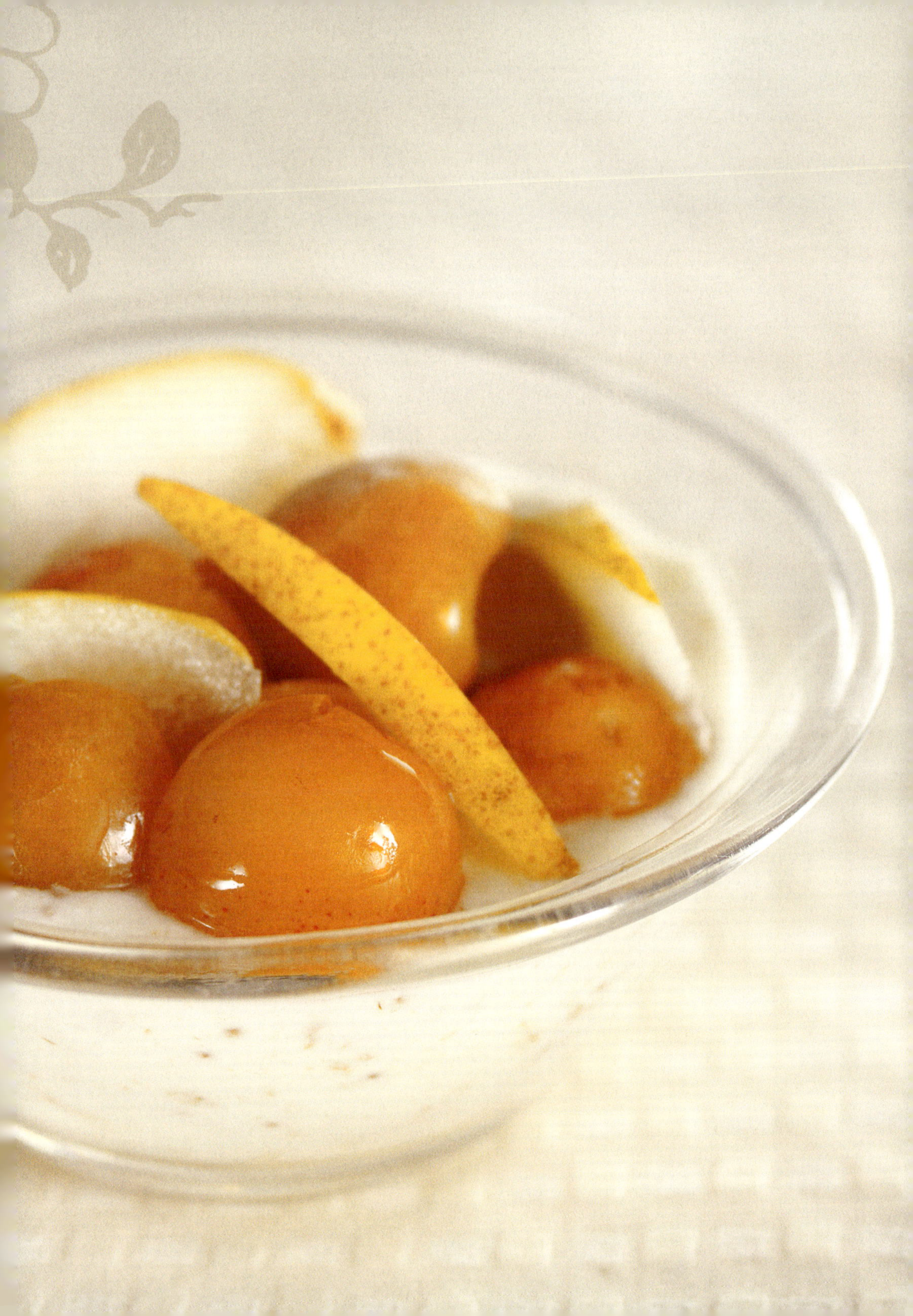

Petit-déjeuner protéiné

Un petit-déjeuner protéiné pour bien démarrer la journée. Attention à bien faire la différence entre les vrais flocons d'avoine et les flocons d'avoine instantanés qui, eux, ont un IG élevé. Préparez la digestion par une infusion légère non sucrée 15 minutes avant le repas.

Mousse de poires

2 personnes

- 200 g de tofu soyeux
- 2 poires

Mixer une poire avec le tofu soyeux jusqu'à en alléger la texture. Couper l'autre poire en dés (en conserver 2 c. à soupe) et l'ajouter à la préparation. Répartir dans les coupes et ajouter sur le dessus les dés de poires réservés. Placer au frais avant de consommer.

Flocons d'avoine, pommes, raisins, noisettes

2 personnes

- 6 c. à soupe de flocons d'avoine
- 6 c. à soupe de raisins secs
- 2 verres de lait d'avoine
- 1 pomme douce
- 2 c. à café de purée de noisettes
- 2 c. à café de noisettes concassées

La veille, faire tremper les flocons d'avoine avec les raisins en recouvrant juste d'eau. Le lendemain, ajouter le lait d'avoine et la pomme râpée et placer sur feu doux pendant 5 minutes. Verser dans les assiettes, saupoudrer de noisettes concassées et d'un filet de purée de noisettes.

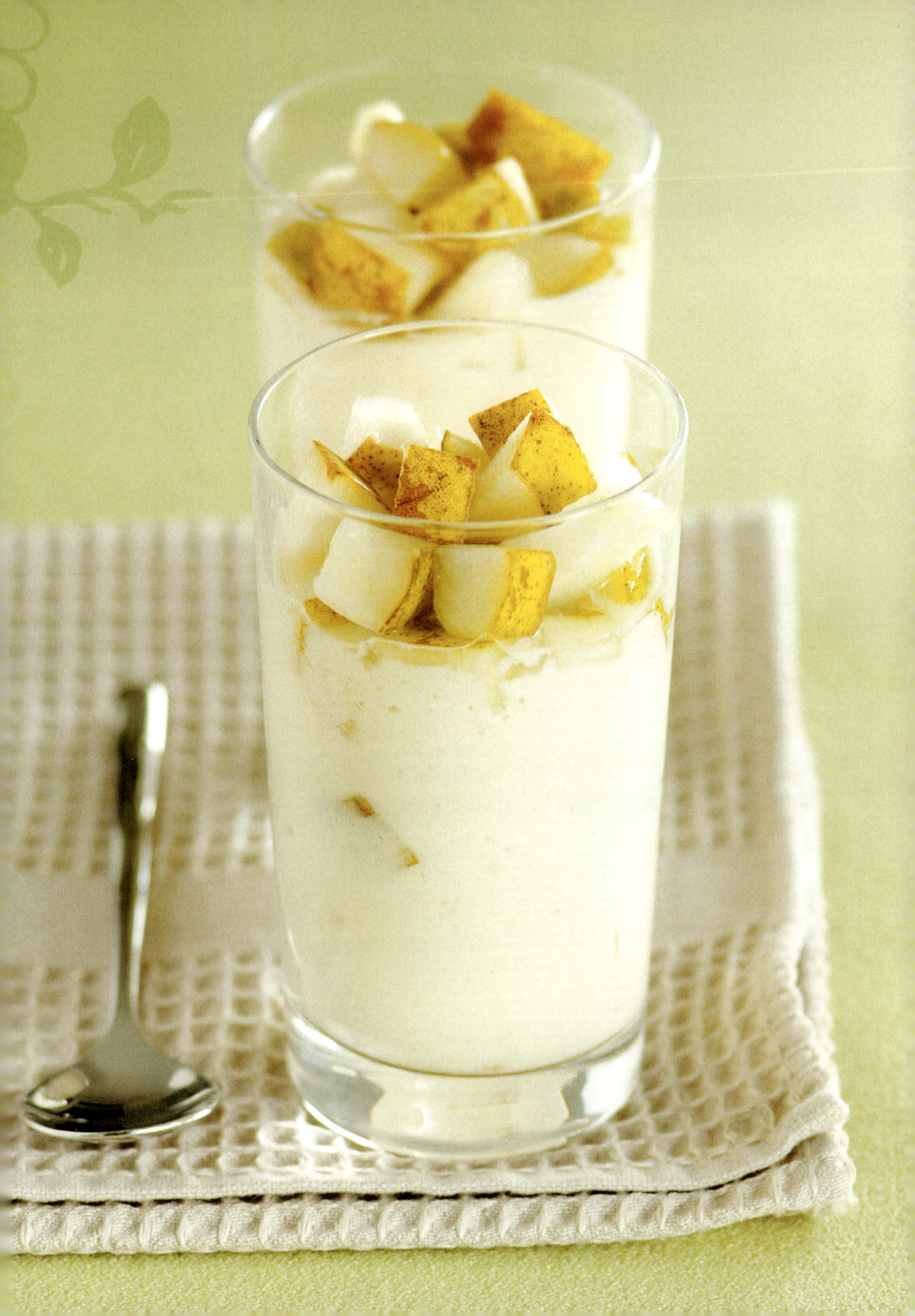

Annexe

Classification des aliments selon leur indice glycémique (IG)

Sur une échelle de 0 à 100

Sources : lanutrition.fr et Jennie Brand-Miller (glycemicindex.com)

Indice glycémique élevé supérieur à 70	**Indice glycémique modéré** entre 70 et 55	**Indice glycémique bas** inférieur à 55
Légumes		
Panais 97, Pomme de terre cuite au four 95, Purée de pommes de terre instantanée 83, Frites 82, Pomme de terre pelée bouillie 78, Purée de pommes de terre maison 75, Pomme de terre rissolée 75, Citrouille, Potiron... 75, Gratin de pommes de terre 70	Pomme de terre avec la peau à la vapeur 65	Chips 54, Carottes cuites 47, Patates douces cuites 46, Petits pois 41, Carottes crues 16 **TOUS LES AUTRES LÉGUMES ont un IG bas voire très bas (inférieur à 15 !!!)**
Fruits frais et séchés		
Dattes 103, Litchis séchés 79, Pastèque 72	Melon 67, Banane bien mûre 65, Raisins de Corinthe 64, Cerises 63, Figues séchées 61, Ananas 59, Abricots frais 57, Papaye 56	Kiwi 53, Banane pas trop mûre 52, Mangue 51, Jus d'orange pur jus 50, Jus de pamplemousse sans sucre ajouté 48, Jus d'ananas 46, Jus de pommes sans sucre ajouté 44, Raisin 43, Pêche 42, Orange 42, Fraise, Framboise, Mûre 40, Prune, Mirabelle 39, Pomme 38, Poire 38, Jus de tomate 38, Abricots secs 30, Pruneau 29, Pamplemousse 25, Rhubarbe 15, Condiment : Vinaigre 0
Fruits oléagineux		
		Châtaigne 40, Lait d'amande 20, Noisette 20, Pistache 20, Amande 15, Pignon 15, Graines de tournesol séchées 15, Graines de sésame grillées 15, Noix (pécan, cajou, brésil, macadamia...) entre 10 et 15, Cacahuètes grillées salées 14, Avocat, Olives 10

Indice glycémique élevé supérieur à 70	Indice glycémique modéré entre 70 et 55	Indice glycémique bas inférieur à 55
Céréales et produits dérivés		
Baguette blanche 95, Riz blanc à cuisson rapide (6 min) 87, Flocons d'avoine instantanés 82, Riz croustillant 82, Céréales du petit-déjeuner : Corn flakes, grains de riz soufflés...(+ou-) 80, Galettes de riz 78, Gaufres 76, Blé soufflé 74, Farine de blé à gâteau 71, Farine avec levure 71, Millet 71, Pain de mie complet 71, Pain de mie blanc 70, Tapioca 70, Biscotte 70	Lait de riz (entre 70 et 55), Semoule maïs 69, Polenta 68, Gnocchi 68, Farine de riz 68, Muesli fruits 67, Croissant 67, Pain complet (en boulangerie traditionnelle) 65, Couscous 65, Pain de seigle 65, Riz blanc cuit à l'eau 64, Nouilles de riz cuites 60, Pâte feuilletée 59, Gâteau de riz 59, Muesli fruits et noisettes 59, Maïs 59	Riz basmati demi-complet 55, Riz sauvage 55, Flocons d'avoine traditionnels 55, Semoule de blé dur 55, Boudoir 54, Madeleine 54, Quinoa 53, Farine de blé complet 50, Riz brun 50, Biscuit sec petit-beurre 50, Pain intégral ou complet, (100% levain naturel) 49, Boulgour 48, Macaroni au blé complet 47, Farine de sarrasin 47, Muesli naturel (+ou–) 45, Spaghetti 44, Farine de seigle 39, Spaghetti blé complet 37, Sarrasin 34, Orge 25
Sodas, sucreries, divers...		
Glucose 100, Confiseries 78, Sucre blanc (saccharose) 70	Barre chocolatée 68, Bière 66, Sodas (+ou-) 65, Chocolat au lait 64, Sirop d'érable 60	Confiture de fruits à teneur réduite en sucre 55, Miel 55, Glace 40, Chocolat 30, Sirop d'agave 11, Fructose 10
Produits laitiers *		
	Lait concentré sucré 61	Yaourt à boire 38, Lait demi écrémé 30, Yaourt nature 27, Lait entier 27, Chèvre frais 20, Fromages (inférieurs à 20)

Viandes, œufs, produits de la mer ont très peu d'influence sur la glycémie, ils contiennent peu, voire pas de glucides.

Aliments et charges glycémiques

La charge glycémique est calculée en fonction d'une portion moyenne. (voir explication p.13)
Charge glycémique élevée (supérieure à 20)
Charge glycémique modérée (entre 20 et 10)
Charge glycémique basse (inférieure à 10)
La majorité des légumes ont une charge glycémique très basse : pour des portions variant de 50 g à 175 g, la plupart affichent 0, certains 3 ou 4 (carottes, cucurbitacées) et jusqu'à 7 pour les petits pois. Les patates douces et le panais ont une charge glycémique modérée. En revanche les pommes de terre cuisinées affichent des charges glycémiques bien supérieures à 20 et jusqu'à 47 quand elles sont rissolées !
Les fruits oléagineux ont une charge glycémique de 0. Seule la châtaigne fait exception avec une charge glycémique de 17 pour 100 g.
La charge glycémique de la majorité des fruits frais et des fruits séchés ne dépasse pas 6 (fruits rouges : 1, prunes : 2, raisins : 3...) Même les fruits ayant un IG modéré (abricots, ananas, cerises, melons, papayes) voire élevé pour la pastèque, affichent des charges glycémiques basses (entre 4 et 6).
Les raisins de Corinthe et les litchis séchés ont une charge glycémique modérée mais, attention aux dattes qui ont une charge glycémique de 17 pour une part de 25 g soit seulement 1 à 3 dattes selon leur taille.
La charge glycémique de la banane reste modérée (13 pour 120 g) si elle est choisie pas trop mûre, ce qui n'est pas le cas si elle est consommée trop mûre ou écrasée.
Peu de surprise pour les produits de boulangerie déjà en haut de tableau pour l'IG ; ils ont une charge glycémique proportionnellement élevée, voire très élevée : de 31 pour environ 1/4 de baguette ou pour un millefeuille de 150 g, de 25 pour 100 g de gaufres, de 52 pour les tortillas prêtes à cuire et 59 pour la pâte feuilletée.
Les céréales transformées du petit-déjeuner, (sauf quelques petites exceptions) dépassent déjà les 40 pour une simple portion de 60 g (la moitié de ce qu'il ne faudrait pas dépasser quotidiennement).
La plupart des pâtes alimentaires à la farine de blé dur ont une charge glycémique modérée. Idem pour le riz, si on le choisit plutôt complet ou basmati. La charge glycémique du quinoa, du sarrasin, de l'orge et du seigle est basse.
Les légumes secs qui ont déjà des IG bas ont une charge glycémique très modérée. Pour une copieuse portion de 200 g, les haricots, les pois cassés, les pois chiches n'excèdent pas 12 de charge glycémique. La palme revient au tofu avec une charge glycémique de 2 pour 100 g et au houmos (pois chiches et purée de sésame) avec 0 au compteur pour 40g.

*** Indice insulinémique**
Certains produits laitiers, malgré un IG bas, ont un indice insulinémique (la sécrétion d'insuline provoquée par un aliment) élevée. Si pour la plupart des aliments, l'IG et l'indice insulinémique sont de même rapport, celui du yaourt est de 116 pour un IG de 62 ! L'indice insulinémique compare l'élévation du taux d'insuline dans le sang après l'ingestion d'un aliment à celle provoquée par le pain blanc, pour une quantité de calories identique. Ce nouvel indice introduit en 1997 par Jennie Brand-Miller est encore à l'état d'étude. Source : « Index glycémique, charge glycémique et index insulinémique », lanutrition.fr., Elvire Nérin 10/04/06.

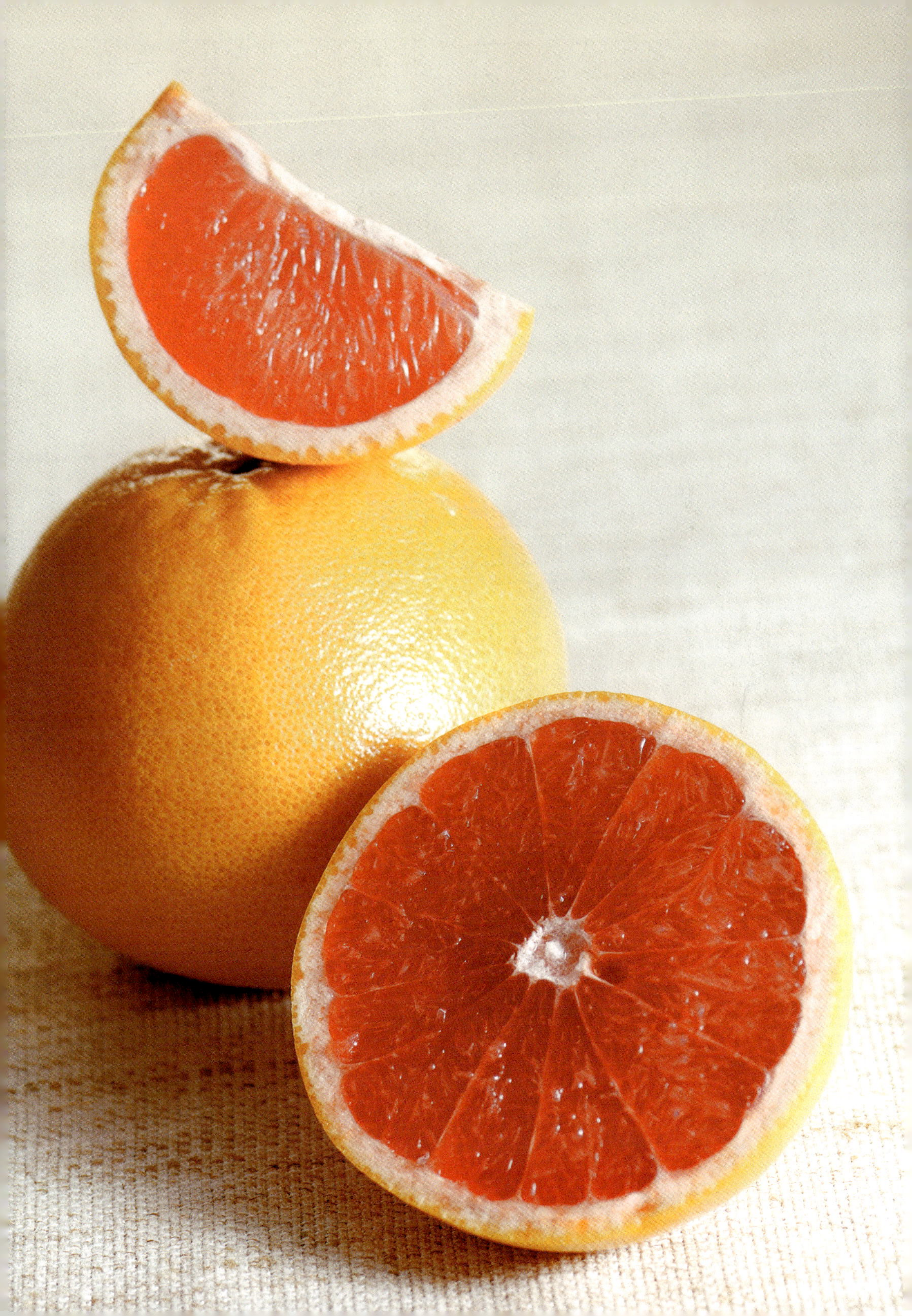

Index alphabétique des recettes